1日3分でもの忘れ予防

毎日 脳トレ！

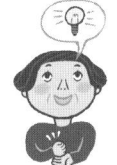

計算ドリル 366日

諏訪東京理科大学教授
篠原 菊紀 監修

JN220926

西東社

加齢に負けない脳をつくろう！

諏訪東京理科大学共通教育センター教授
篠原　菊紀

こんな方にオススメです！

・最近もの忘れが多いな…

・言葉がパッと出てこないな…

・名前や漢字が思い出せないな…

計算が脳を活性化させる！

　「認知症の患者は 460 万人、その予備軍の軽度認知障害は 400 万人、65 歳以上の 4 人に 1 人が認知症かその予備軍」といわれています。こうした報告にふれると、何とかならないものかと思います。

　この本は、1 日 3 分の計算ドリルを 1 年続けていただくことで、そんなみなさんの脳の働きの低下予防を目指した脳トレ本です。1 年間継続して問題を解くことで、**記憶力**、**注意力**、**知的反応速度**などの向上が期待できます。

　人の脳は、大きく 4 つの部位に分けられます（図 1）。計算脳トレで特によく活性化するのは、**前頭葉**や**頭頂葉**です。

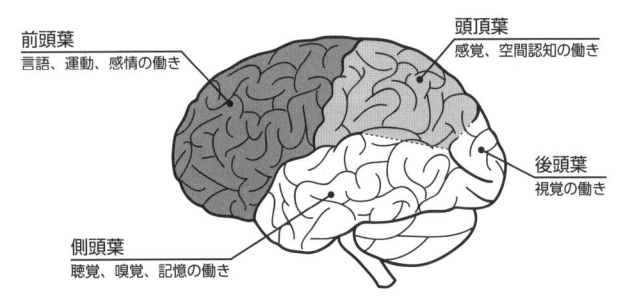

前頭葉
言語、運動、感情の働き

頭頂葉
感覚、空間認知の働き

後頭葉
視覚の働き

側頭葉
聴覚、嗅覚、記憶の働き

図1　計算脳トレでよく活性化する脳部位

前頭葉は、記憶や情報を一時的に貯めておき、必要な答えを導くワーキングメモリとしての機能を持っていて、人間の知的活動にとって特に重要な働きをする場所です。脳トレではここがターゲットとなるため、計算ドリルを毎日行うことは、脳の働きの低下を防いでくれます。

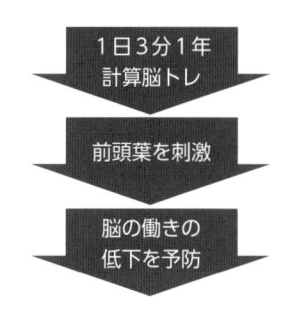

　少しずつでも、しかししっかり集中して計算ドリルにチャレンジしてください。集中して解くと、より脳が活性化しますから、さらに効果的です。

脳は歳をとると賢くなる！

　ところで、加齢にともなう脳の働きの低下を予防しようなどというと、「人の脳は歳とともに衰えていくものだ」といった意味に伝わりがちです。

　しかし、これは半分間違っています。確かに記憶力や注意力など（**流動性知能**といいます）は、18 から 25 歳くらいをピークとして歳とともに衰え、その衰えは 40 歳くらいから目立ってきます。一方で、知識や知恵、これも大事な脳の力で**結晶性知能**（クリスタルインテリジェンス）といいますが、この能力は経験を積み重ねることで伸びていきます。

　当たり前のことですが、20 歳より 30 歳の方が知恵や知識を豊富に持っています。30 歳より 40 歳、40 歳より 50 歳、60 歳、70 歳と経験の蓄積によって、知恵や知識が増えていくのです（図2）。

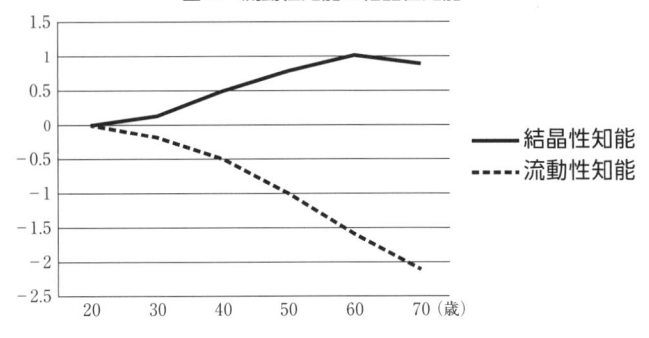

図2　流動性知能と結晶性知能

― 結晶性知能
--- 流動性知能

補足：結晶性知能を調べるテストでは時間内の記憶の引き出しを要求
　　　されるため、そのピークが60歳になっていますが、脳自体が
　　　抱えている知恵や知識は歳とともに伸びていくと考えられます。

　いわゆる年の功です。ですから脳は歳とともに衰えていく側面だけではなく、歳をとるほどよくなっていく側面も持っているのです。人の脳は歳をとるほどよくなっていく。年寄りの脳は、立派な脳なのだ。そういう自負を持って脳トレにチャレンジしてください。

知識や知恵を活かしやすくするには？

　ではどうすれば結晶性知能を適切に引き出し、組み合わせ、問題を解決し、また新しい結晶性知能を自分の脳に蓄積していけるのでしょうか？

　スウェーデンにあるカロリンスカ研究所のミリア・キビヴェルトらはこんな実験を継続しています。

> ▶ 60〜77歳の高齢者1260人を2つのグループに分ける
> ▶ グループAでは、脳トレ・運動・健康的食事・血圧管理などを実施
> ▶ グループBでは、健康相談のみ実施
> **結果** 2年後の中間報告では、グループAの方が、認知機能テスト（頭の働きを調べるテスト）で、全般的成績が25％よかった

つまり、**脳トレ、運動、健康的な食事、血圧管理**をしっかり行っていくことが、結晶性知能を活かしやすい脳をつくっていくのです。この本のような脳トレはもちろんのこと、ウォーキングや筋トレなどの運動を習慣化し、生活習慣病予防に役立つ食事をし、血圧などの健康管理もしっかり行っていきましょう。

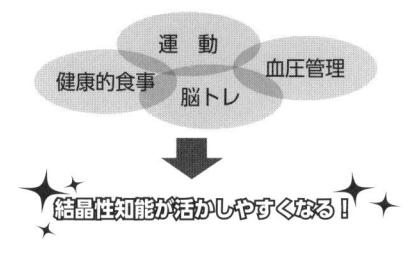

1年間、毎日3分、脳を鍛えよう！

本書はこれらのうち、頭をしっかり使うことの手助けになります。1年間、毎日継続して取り組めば、前頭葉や頭頂葉が刺激され、記憶力、注意力、知的反応速度などのアップにつながります。

3分などと時間を切って追い込むと、余計に脳が活性化します。3分では楽勝すぎるという方は、3分にこだわらず、できるだけ早く解くようにしてください。たとえば2分、あるいは1分と、自分の脳を追い込むように時間を設定して、全力でチャレンジしましょう。少しずつスピードをあげていって、自分の実力のやや上あたりでがんばる、これが、脳を活性化させ鍛えるコツです。

問題も多種多様！

本書では計算ドリルが主軸ですが、図形問題やパズル問題、さがす問題、あるいは「脳チャレ！」といった趣向を変えた問題を折り交ぜて、脳に新しい刺激が行くようにしています。新しい刺激が行くことで、よりいっそう脳の活動が高まることが期待できるからです。

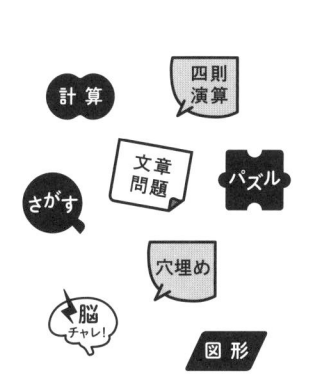

「図形」問題では、**右の前頭葉や頭頂葉**が活性化します（図3）。ここは画像処理や空間認知、日常生活でいえば、車庫入れや地図読みなどにかかわる部位です。計算問題で活性化しやすいのは、左の前頭葉や頭頂葉ですので、それとは別の刺激を、図形問題で与えることができます。

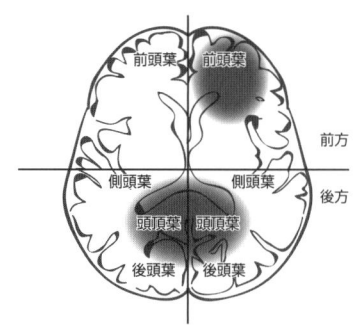

図3　図形問題では右の前頭葉、頭頂葉が活性化しやすい

　「パズル」問題では、**角回**（かくかい）も活動を高めます（図4）。角回は、言葉や文字の裏側にある意味を読み取るのにかかわる部位です。ここを活性化することで想像力が高まると考えられます。

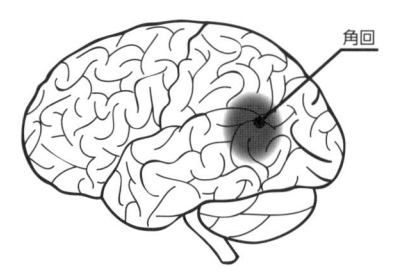

図4　パズル問題で活動を高めやすい角回

　「さがす」の問題では、注意力が養われます。というのも、「さがす」の問題に取り組むことによって、注意力に関係する、前頭眼野（ぜんとうがんや）、下前頭回（かぜんとうかい）、頭頂間溝（とうちょうかんこう）、側頭頭頂接合部（そくとうとうちょうせつごうぶ）、補足運動野（ほそくうんどうや）、帯状皮質（たいじょうひしつ）などが活性化するからです。

この中で、前頭眼野は眼球のコントロールを行うのに強くかかわるところ。しっかり注意してみることで前頭眼野を刺激し、注意力アップにつなげましょう。

計算	…**前頭葉や頭頂葉**に刺激 ⇒短期記憶力・情報処理力 UP！
パズル	…**角回**に刺激 ⇒想像力 UP！
図形	…**右の前頭葉・頭頂葉**に刺激 ⇒空間認知力 UP！
さがす	…**前頭眼野・下前頭回**などに刺激 ⇒注意力 UP！

「脳チャレ！」では「問題をつくってみよう」「40から6ずつひいてみよう」「1人しりとりで30語に挑戦しよう」など多彩な問題を用意しています。計算ドリルの最後でこうした問題を行うことで、脳のさまざまな部分が使われます。

正答数、かかった時間を書き込む場所も用意しています。問題が終わったら書き込みましょう。こうすることで、自分の努力や成長が目で確認でき、達成感が味わえます。ドリルは、なにより続けることが肝心です。達成表にも書き込んでいき、かかった時間が短くなっていれば、それだけ成長がわかります。やる気を高めて、毎日トレーニングしていきましょう！

本書の使い方

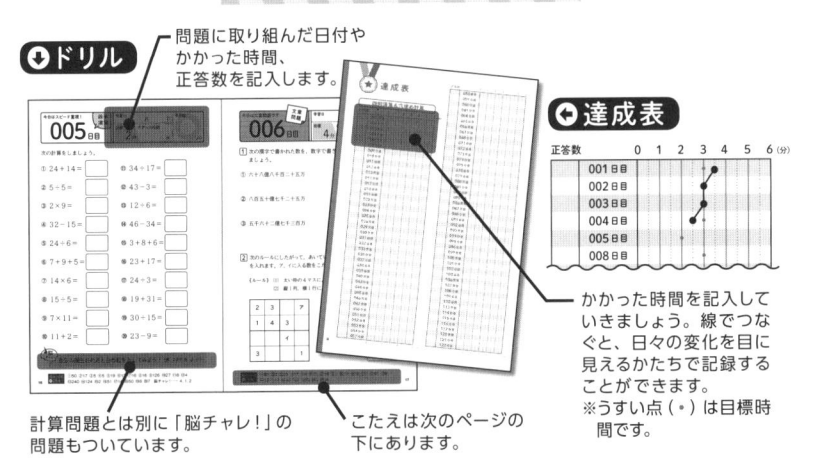

↓ドリル

問題に取り組んだ日付やかかった時間、正答数を記入します。

計算問題とは別に「脳チャレ！」の問題もついています。

こたえは次のページの下にあります。

←達成表

かかった時間を記入していきましょう。線でつなぐと、日々の変化を目に見えるかたちで記録することができます。
※うすい点（・）は目標時間です。

達成表

四則演算＆穴埋め計算

正答数	0	1	2	3	4	5	6(分)
001日目				●			
002日目				●			
003日目				●			
004日目				●			
005日目			●				
008日目				●			
009日目				●			
010日目				●			
011日目				●			
012日目			●				
015日目				●			
016日目				●			
017日目				●			
018日目				●			
019日目			●				
022日目				●			
023日目				●			
024日目				●			
025日目				●			
026日目			●				
029日目				●			
030日目				●			
031日目				●			
032日目				●			
033日目			●				
036日目				●			
037日目				●			
038日目				●			
039日目				●			
040日目			●				
043日目				●			
044日目				●			
045日目				●			
046日目				●			
047日目			●				
050日目				●			
051日目				●			
052日目				●			
053日目				●			
054日目			●				
057日目				●			
	0	1	2	3	4	5	6(分)

正答数	0	1	2	3	4	5	6(分)
058日目				●			
059日目				●			
060日目			●				
061日目				●			
064日目				●			
065日目				●			
066日目				●			
067日目				●			
068日目			●				
071日目				●			
072日目				●			
073日目				●			
074日目				●			
075日目			●				
078日目				●			
079日目				●			
080日目				●			
081日目				●			
082日目			●				
085日目				●			
086日目				●			
087日目				●			
088日目				●			
089日目			●				
092日目				●			
093日目				●			
094日目				●			
095日目				●			
096日目				●			
099日目				●			
100日目				●			
101日目				●			
102日目				●			
103日目			●				
106日目				●			
107日目				●			
108日目				●			
109日目				●			
110日目			●				
113日目				●			
114日目				●			
115日目				●			
116日目				●			
117日目				●			
120日目				●			
121日目				●			
122日目				●			
	0	1	2	3	4	5	6(分)

日目	分(おおよそ)		日目	分(おおよそ)
123日目	3		190日目	3
124日目	2		191日目	3
127日目	3		192日目	3
128日目	3		193日目	3
129日目	3		194日目	2
130日目	3		197日目	3
131日目	2		198日目	3
134日目	3		199日目	3
135日目	3		200日目	3
136日目	3		201日目	2
137日目	3		204日目	3
138日目	2		205日目	3
141日目	3		206日目	3
142日目	3		207日目	3
143日目	3		208日目	2
144日目	3		211日目	3
145日目	2		212日目	3
148日目	3		213日目	3
149日目	3		214日目	3
150日目	3		215日目	2
151日目	3		218日目	3
152日目	3		219日目	3
155日目	3		220日目	3
156日目	3		221日目	3
157日目	3		222日目	2
158日目	3		225日目	3
159日目	2		226日目	3
162日目	3		227日目	3
163日目	3		228日目	3
164日目	3		229日目	2
165日目	3		232日目	3
166日目	2		233日目	3
169日目	3		234日目	3
170日目	3		235日目	3
171日目	3		236日目	2
172日目	3		239日目	3
173日目	2		240日目	3
176日目	3		241日目	3
177日目	3		242日目	3
178日目	3		243日目	2
179日目	3		246日目	3
180日目	2		247日目	3
183日目	3		248日目	3
184日目	3		249日目	3
185日目	3		250日目	3
186日目	3		253日目	3
187日目	2		254日目	3

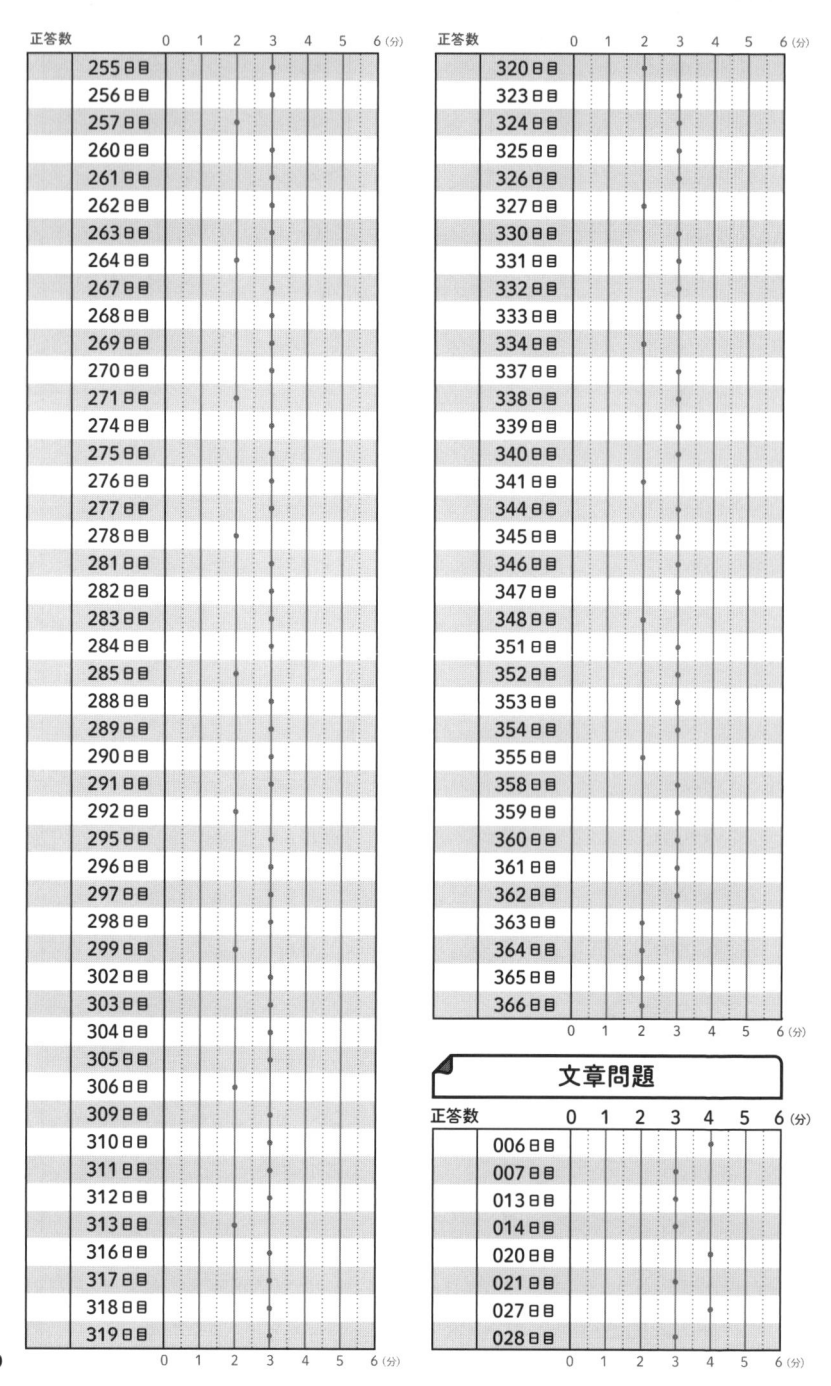

正答数　　0　1　2　3　4　5　6（分）　　　正答数　　0　1　2　3　4　5　6（分）

日目	正答数（分）	日目	正答数（分）
034日目	0	196日目	2
035日目	2	202日目	2
041日目	3	203日目	3
042日目	3	209日目	1
048日目	3	210日目	2
049日目	3	216日目	3
055日目	2	217日目	2
056日目	4	223日目	2
062日目	2	224日目	2
063日目	4	230日目	2
069日目	2	231日目	2
070日目	2	237日目	2
076日目	2	238日目	2
077日目	4	244日目	0
083日目	2	245日目	2
084日目	3	251日目	2
090日目	5	252日目	3
091日目	2	258日目	2
097日目	5	259日目	3
098日目	3	265日目	2
104日目	1	266日目	2
105日目	2	272日目	2
111日目	3	273日目	2
112日目	3	279日目	2
118日目	2	280日目	1
119日目	3	286日目	2
125日目	3	287日目	2
126日目	3	293日目	2
132日目	4	294日目	2
133日目	4	300日目	2
139日目	0	301日目	2
140日目	2	307日目	2
146日目	2	308日目	2
147日目	4	314日目	1
153日目	4	315日目	2
154日目	4	321日目	2
160日目	3	322日目	2
161日目	3	328日目	2
167日目	3	329日目	2
168日目	3	335日目	2
174日目	2	336日目	4
175日目	1	342日目	2
181日目	4	343日目	2
182日目	2	349日目	1
188日目	3	350日目	2
189日目	4	356日目	2
195日目	2	357日目	2

0　1　2　3　4　5　6（分）　　　　　0　1　2　3　4　5　6（分）

今日からスタート！

001日目

四則演算

学習日　　月　　日

目標 **3**分　かかった時間　　分

正答数　　／20

次の計算をしましょう。

① $8+22=$ 　　　　⑪ $47-37=$

② $4+39=$ 　　　　⑫ $28÷4=$

③ $25×2=$ 　　　　⑬ $41-37=$

④ $21÷3=$ 　　　　⑭ $47-40=$

⑤ $7+4+5=$ 　　　⑮ $24÷6=$

⑥ $30-8=$ 　　　　⑯ $14÷7=$

⑦ $48-36=$ 　　　⑰ $20+17=$

⑧ $30×6=$ 　　　　⑱ $32÷8=$

⑨ $26+26=$ 　　　⑲ $31-6=$

⑩ $33-4=$ 　　　　⑳ $4+7+9=$

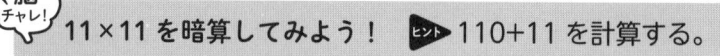

11×11を暗算してみよう！ ヒント▶ 110+11を計算する。

次の計算をしましょう。

① $45 - 13 =$

② $8 \div 4 =$

③ $33 - 6 =$

④ $18 + 38 =$

⑤ $6 \times 9 =$

⑥ $30 \div 6 =$

⑦ $37 + 14 =$

⑧ $4 + 5 + 4 =$

⑨ $5 \times 14 =$

⑩ $18 \div 3 =$

⑪ $16 \times 4 =$

⑫ $19 + 17 =$

⑬ $32 \div 16 =$

⑭ $24 \div 8 =$

⑮ $35 + 8 =$

⑯ $18 + 46 =$

⑰ $32 - 15 =$

⑱ $42 + 8 =$

⑲ $2 + 6 + 2 =$

⑳ $4 \times 18 =$

 脳チャレ！ 30 から 4 ずつひいてみよう！（こたえは声に出して）

13

次の□にあてはまる数,もしくは符号（＋, −, ×, ÷）をこたえましょう。

① □ ＋4＝15

② □ −13＝21

③ 14 □ 7＝7

④ □ ＋15＝46

⑤ 19＋ □ ＝30

⑥ 34− □ ＝19

⑦ □ −8＝6

⑧ 46＋ □ ＝47

⑨ □ ÷8＝8

⑩ 8× □ ＝24

⑪ □ −3＝14

⑫ 17 □ 2＝19

⑬ □ −39＝2

⑭ 36− □ ＝23

⑮ □ ＋49＝92

⑯ □ −10＝16

⑰ 6 □ 5＝11

⑱ 4× □ ＝44

⑲ □ −1＝43

⑳ □ ＋2＝32

 脳チャレ！ **1 から 3 までの数を全部たしてみよう！**

前ページの こたえ　①32 ②2 ③27 ④56 ⑤54 ⑥5 ⑦51 ⑧13 ⑨70 ⑩6 ⑪64 ⑫36 ⑬2 ⑭3
⑮43 ⑯64 ⑰17 ⑱50 ⑲10 ⑳72　脳チャレ！…26, 22, 18, 14, 10, 6, 2

千里の道も1ページから

004日目

四則演算

| 学習日 | 月 | 日 |
| 正答数 |

| 目標 | かかった時間 |
| **3**分 | 分 |

/20

次の計算をしましょう。

① $6+44=$ 〔　〕

② $48-31=$ 〔　〕

③ $25÷5=$ 〔　〕

④ $15÷3=$ 〔　〕

⑤ $45-26=$ 〔　〕

⑥ $26÷2=$ 〔　〕

⑦ $2×8=$ 〔　〕

⑧ $4+8+4=$ 〔　〕

⑨ $21×6=$ 〔　〕

⑩ $31-4=$ 〔　〕

⑪ $21-13=$ 〔　〕

⑫ $12÷3=$ 〔　〕

⑬ $40×6=$ 〔　〕

⑭ $31×4=$ 〔　〕

⑮ $18÷9=$ 〔　〕

⑯ $3×17=$ 〔　〕

⑰ $2+7+5=$ 〔　〕

⑱ $28+22=$ 〔　〕

⑲ $32÷4=$ 〔　〕

⑳ $24-17=$ 〔　〕

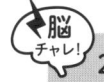
脳チャレ!

2、1、-4を小さい順にならべてみよう!

前ページの
●こたえ
①11 ②34 ③- ④31 ⑤11 ⑥15 ⑦14 ⑧1 ⑨64 ⑩3 ⑪17 ⑫+ ⑬41 ⑭13 ⑮43 ⑯26 ⑰+ ⑱11 ⑲44 ⑳30　脳チャレ!…6

今日はスピード重視！

005日目

四則演算

学習日　　　月　　　日

目標 **2分**　かかった時間　　分

正答数　/20

次の計算をしましょう。

① $24 + 14 =$

② $5 \div 5 =$

③ $2 \times 9 =$

④ $32 - 15 =$

⑤ $24 \div 6 =$

⑥ $7 + 9 + 5 =$

⑦ $14 \times 6 =$

⑧ $15 \div 5 =$

⑨ $7 \times 11 =$

⑩ $11 + 2 =$

⑪ $34 \div 17 =$

⑫ $43 - 3 =$

⑬ $12 \div 6 =$

⑭ $46 - 34 =$

⑮ $3 + 8 + 6 =$

⑯ $23 + 17 =$

⑰ $24 \div 3 =$

⑱ $19 + 31 =$

⑲ $30 \div 15 =$

⑳ $23 - 9 =$

> 脳チャレ！ **自分の誕生日の月と日の数をたしてみよう！**（例：2月11日…2+11）

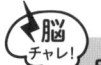

16

前ページの ●こたえ

①50 ②17 ③5 ④5 ⑤19 ⑥13 ⑦16 ⑧16 ⑨126 ⑩27 ⑪8 ⑫4 ⑬240 ⑭124 ⑮2 ⑯51 ⑰14 ⑱50 ⑲8 ⑳7　脳チャレ！…ー4, 1, 2

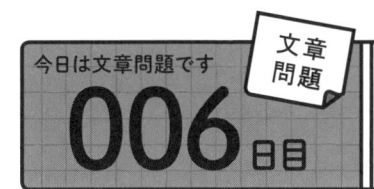
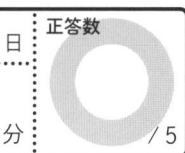

1 次の漢字で書かれた数を，数字で書きなおしましょう。

計算

① 六十八億八千百二十五万

> ①

② 八百五十億七千二十五万

> ②

③ 五千六十二億七千三百万

> ③

2 次のルールにしたがって，あいているマスに数を入れます。ア，イに入る数をこたえましょう。

パズル

《ルール》 (1) 太い枠の4マスに， 1, 2, 3, 4が必ず1つずつ入る。
(2) 縦1列，横1行に， 1, 2, 3, 4が必ず1つずつ入る。

2	3		ア
1	4	3	
		イ	
3			1

> ア

> イ

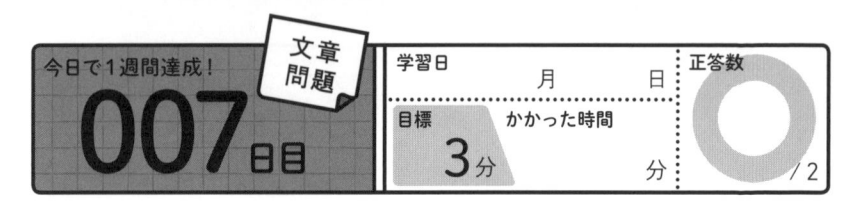

今日で1週間達成！

007日目

文章問題

学習日　　　月　　　日

目標 **3**分　かかった時間　　　分

正答数　　/2

1 読書をしていました。何時間何分たったでしょう。

計算

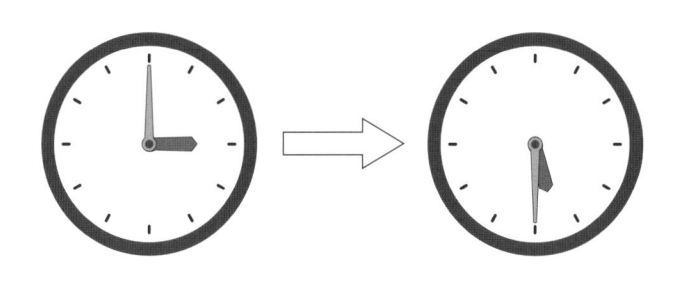

こたえ

2 ア〜オのうち，組み立てて立方体にならないものは，どれでしょう。

図形

ア 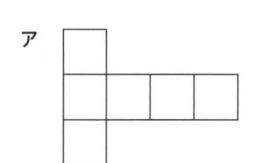　　イ　　ウ

エ　　オ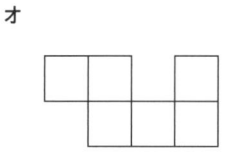

こたえ

2週目に突入！

008日目

四則演算

学習日　　　月　　　日

目標　3分　かかった時間　　分

正答数　／20

次の計算をしましょう。

① $41 + 35 =$ ☐

② $33 - 18 =$ ☐

③ $14 + 39 =$ ☐

④ $50 - 34 =$ ☐

⑤ $1 + 8 + 3 =$ ☐

⑥ $12 \div 6 =$ ☐

⑦ $26 + 36 =$ ☐

⑧ $10 + 48 =$ ☐

⑨ $4 \times 4 =$ ☐

⑩ $23 - 12 =$ ☐

⑪ $36 \div 9 =$ ☐

⑫ $49 - 27 =$ ☐

⑬ $30 - 11 =$ ☐

⑭ $30 \div 10 =$ ☐

⑮ $22 \times 8 =$ ☐

⑯ $1 + 2 + 5 =$ ☐

⑰ $7 \times 41 =$ ☐

⑱ $24 \div 6 =$ ☐

⑲ $3 \times 16 =$ ☐

⑳ $39 \div 13 =$ ☐

脳チャレ！　11×12を暗算してみよう！

前ページのこたえ　1　2時間30分　　2　オ

19

次の計算をしましょう。

① $28 \div 7 =$

② $19 - 11 =$

③ $1 + 7 + 3 =$

④ $48 \div 12 =$

⑤ $26 + 15 =$

⑥ $27 - 16 =$

⑦ $8 \times 7 =$

⑧ $45 - 21 =$

⑨ $20 + 44 =$

⑩ $24 \div 4 =$

⑪ $19 \times 4 =$

⑫ $3 + 2 + 6 =$

⑬ $6 \times 9 =$

⑭ $38 + 22 =$

⑮ $16 \div 8 =$

⑯ $40 + 19 =$

⑰ $44 \times 5 =$

⑱ $49 \div 7 =$

⑲ $49 - 13 =$

⑳ $42 - 19 =$

脳チャレ！ **50 から 7 ずつひいてみよう！（こたえは声に出して）**

20

1日3分の習慣
010日目
穴埋め

学習日			正答数
	月	日	
目標	かかった時間		
3分		分	/20

次の□にあてはまる数,もしくは符号（＋，－，×，÷）をこたえましょう。

① $24 \div \boxed{} = 6$

② $\boxed{} - 6 = 18$

③ $4 + \boxed{} = 6$

④ $1 \boxed{} 5 = 5$

⑤ $23 \times \boxed{} = 46$

⑥ $\boxed{} \div 8 = 6$

⑦ $15 \boxed{} 3 = 45$

⑧ $\boxed{} \times 8 = 40$

⑨ $35 \boxed{} 1 = 34$

⑩ $25 - \boxed{} = 16$

⑪ $33 \boxed{} 3 = 11$

⑫ $\boxed{} + 16 = 49$

⑬ $\boxed{} + 10 = 52$

⑭ $10 \boxed{} 2 = 8$

⑮ $\boxed{} \div 9 = 4$

⑯ $\boxed{} \times 9 = 72$

⑰ $11 \times \boxed{} = 55$

⑱ $\boxed{} - 3 = 27$

⑲ $\boxed{} \times 7 = 63$

⑳ $\boxed{} \times 2 = 16$

 脳チャレ！ **2から4までの数を全部たしてみよう！**

次の計算をしましょう。

① $15 \times 5 =$

② $6 \div 2 =$

③ $31 + 18 =$

④ $28 \div 7 =$

⑤ $13 + 28 =$

⑥ $11 \times 10 =$

⑦ $4 + 15 =$

⑧ $14 - 7 =$

⑨ $3 + 29 =$

⑩ $14 - 10 =$

⑪ $42 + 16 =$

⑫ $26 \div 13 =$

⑬ $4 \times 9 =$

⑭ $39 - 24 =$

⑮ $12 + 17 =$

⑯ $2 \times 14 =$

⑰ $41 - 13 =$

⑱ $35 + 18 =$

⑲ $2 \times 28 =$

⑳ $45 \div 15 =$

 脳チャレ！

-4、-6、4を小さい順にならべてみよう！

脳のアンチエイジング

012日目

四則演算

学習日　　　　月　　　　日

正答数　/20

目標　2分

かかった時間　　　分

次の計算をしましょう。

① $19 - 2 =$

② $1 + 4 + 8 =$

③ $27 \div 9 =$

④ $35 + 45 =$

⑤ $3 \times 8 =$

⑥ $42 \div 3 =$

⑦ $36 - 10 =$

⑧ $41 + 37 =$

⑨ $42 + 18 =$

⑩ $17 \times 5 =$

⑪ $33 + 26 =$

⑫ $1 + 4 + 6 =$

⑬ $2 \times 43 =$

⑭ $27 + 35 =$

⑮ $32 \div 4 =$

⑯ $42 - 10 =$

⑰ $42 \div 7 =$

⑱ $14 + 15 =$

⑲ $4 \times 19 =$

⑳ $34 - 25 =$

 脳チャレ！　自分の誕生日の月と日の差をもとめてみよう！（例：2月11日…11−2）

23

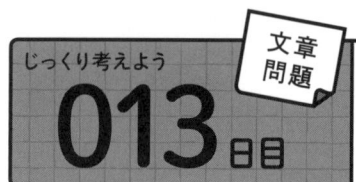

じっくり考えよう

013 日目

文章問題

学習日	月	日
目標 **3**分	かかった時間	分
正答数		/3

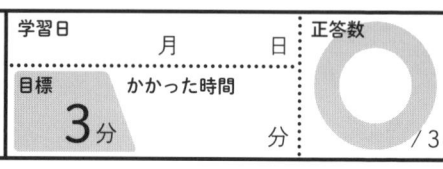

1 次のカードの中から5枚選んで, いちばん 大きな数をつくりましょう。

パズル

| 9 | 2 | 0 | 8 | 6 | 4 | 0 |

| 7 | 4 | 1 | 5 | 3 | 7 | 1 |

こたえ

2 ア, イにあてはまる人数をこたえましょう。

計算

		兄		合計
		いる	いない	
妹	いる	ア		19人
	いない	5人	4人	
合計		12人	イ	

ア

イ

規則性を見つけよう

文章問題

014日目

学習日　　　月　　　日

目標 **3**分　　かかった時間　　　分

正答数　/ 2

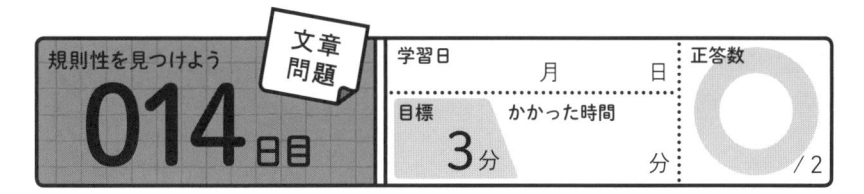

1 図のように，マッチ棒を使って正三角形をつくっていきます。正三角形を7個つくるには，マッチ棒は全部で何本必要になるでしょう。

図形

ヒント 正三角形が1個増えるごとにマッチ棒が2本増えるよ。

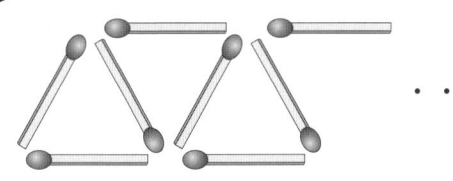

・・・

こたえ

2 次の図形を左右反転させるとどうなりますか。記号でこたえましょう。

図形

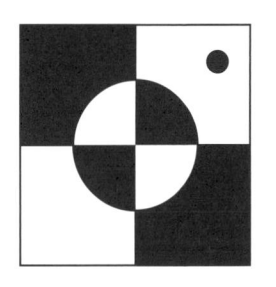

こたえ

ア　　　　　イ　　　　　ウ　　　　　エ

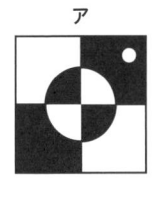 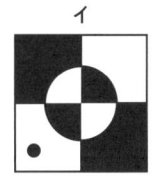 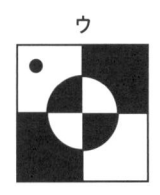 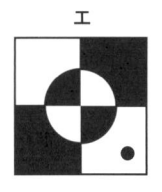

3週目に突入！

015日目

四則演算

学習日　　　月　　　日

正答数　／20

目標 **3**分　かかった時間　　分

次の計算をしましょう。

① $20 + 17 =$

② $34 - 29 =$

③ $14 \div 7 =$

④ $20 \div 10 =$

⑤ $6 \times 7 =$

⑥ $5 + 1 + 4 =$

⑦ $16 - 11 =$

⑧ $4 \times 30 =$

⑨ $18 \div 3 =$

⑩ $21 + 14 =$

⑪ $20 \times 7 =$

⑫ $9 \times 5 =$

⑬ $40 \div 8 =$

⑭ $28 \div 14 =$

⑮ $2 \times 14 =$

⑯ $34 - 16 =$

⑰ $45 \div 5 =$

⑱ $46 \times 2 =$

⑲ $2 + 9 + 4 =$

⑳ $26 \div 2 =$

脳チャレ！ 11×13 を暗算してみよう！

前ページの こたえ

1　15本 ［(最初の正三角形3本)＋(2個目以降の正三角形6×2本)＝15］
2　ウ

次の計算をしましょう。

① $18 \times 7 =$

② $2 \times 45 =$

③ $20 + 34 =$

④ $29 - 22 =$

⑤ $50 \div 25 =$

⑥ $8 \times 6 =$

⑦ $30 \div 10 =$

⑧ $2 + 6 + 7 =$

⑨ $11 - 2 =$

⑩ $6 \times 7 =$

⑪ $17 \times 3 =$

⑫ $50 - 33 =$

⑬ $31 + 7 =$

⑭ $45 - 14 =$

⑮ $21 \div 3 =$

⑯ $33 - 31 =$

⑰ $1 + 4 + 2 =$

⑱ $24 + 49 =$

⑲ $44 - 17 =$

⑳ $15 \div 5 =$

 脳チャレ！

40から6ずつひいてみよう！（こたえは声に出して）

27

次の□にあてはまる数, もしくは符号（＋, －, ×, ÷）をこたえましょう。

① $28 \div \boxed{} = 4$

② $\boxed{} \div 6 = 7$

③ $12 \times \boxed{} = 48$

④ $3 \times \boxed{} = 12$

⑤ $\boxed{} \times 5 = 25$

⑥ $16 \boxed{} 8 = 2$

⑦ $12 \div \boxed{} = 3$

⑧ $\boxed{} \times 1 = 17$

⑨ $\boxed{} + 8 = 46$

⑩ $48 \div \boxed{} = 6$

⑪ $\boxed{} \div 3 = 7$

⑫ $39 \div \boxed{} = 3$

⑬ $\boxed{} + 27 = 44$

⑭ $\boxed{} \div 5 = 3$

⑮ $12 \boxed{} 6 = 6$

⑯ $\boxed{} + 32 = 48$

⑰ $47 - \boxed{} = 13$

⑱ $\boxed{} \div 7 = 5$

⑲ $\boxed{} + 8 = 48$

⑳ $4 \boxed{} 4 = 8$

 脳チャレ！ 3から5までの数を全部たしてみよう！

符号に注意してね
018日目

四則演算

学習日　　　月　　　日

目標　　かかった時間
3分　　　　分

正答数

/20

次の計算をしましょう。

① $24 \times 4 =$

② $18 \times 10 =$

③ $38 - 35 =$

④ $3 \times 4 =$

⑤ $3 \times 27 =$

⑥ $3 + 3 + 8 =$

⑦ $16 + 33 =$

⑧ $40 \times 8 =$

⑨ $39 \div 3 =$

⑩ $30 + 49 =$

⑪ $48 \div 24 =$

⑫ $48 + 9 =$

⑬ $16 \times 7 =$

⑭ $4 + 45 =$

⑮ $46 - 5 =$

⑯ $35 \div 7 =$

⑰ $29 - 22 =$

⑱ $46 + 1 =$

⑲ $3 + 9 + 8 =$

⑳ $16 \div 8 =$

脳チャレ！

－1、－1.4、0.6 を小さい順にならべてみよう！

前ページの こたえ
①7 ②42 ③4 ④4 ⑤5 ⑥÷ ⑦4 ⑧17 ⑨38 ⑩8 ⑪21 ⑫13 ⑬17
⑭15 ⑮－ ⑯16 ⑰34 ⑱35 ⑲40 ⑳＋　脳チャレ！…12

29

脳がイキイキ！
019日目
四則演算

| 学習日 | 月 | 日 |
| 目標 2分 | かかった時間 | 分 |

正答数 ◯ /20

次の計算をしましょう。

① $35 - 22 =$

② $32 \times 3 =$

③ $19 \times 6 =$

④ $17 - 3 =$

⑤ $47 + 46 =$

⑥ $2 + 6 + 2 =$

⑦ $27 + 40 =$

⑧ $9 \times 18 =$

⑨ $42 + 38 =$

⑩ $12 \div 4 =$

⑪ $18 \div 6 =$

⑫ $4 \times 26 =$

⑬ $44 \div 22 =$

⑭ $3 + 7 + 7 =$

⑮ $26 - 22 =$

⑯ $10 \div 5 =$

⑰ $37 - 19 =$

⑱ $21 \times 5 =$

⑲ $45 + 20 =$

⑳ $41 - 18 =$

脳チャレ！ 自分の誕生日の月と日の数をかけてみよう！（例：2月11日…2×11）

前ページの
こたえ
①96 ②180 ③3 ④12 ⑤81 ⑥14 ⑦49 ⑧320 ⑨13 ⑩79 ⑪2 ⑫57
⑬112 ⑭49 ⑮41 ⑯5 ⑰7 ⑱47 ⑲20 ⑳2　脳チャレ！…−1.4, −1, 0.6

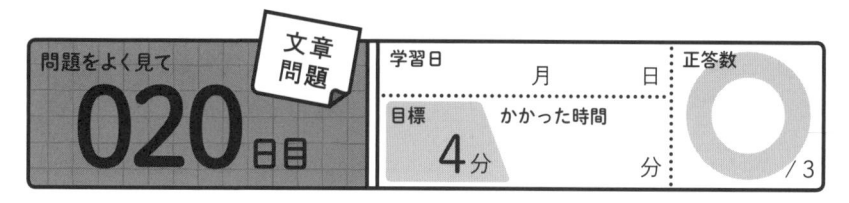

1 次の漢字のうち, その意味と大きさが合って いるものは, いくつあるでしょう。

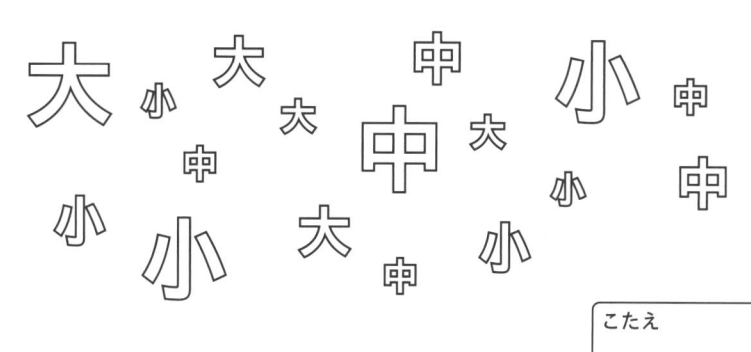

こたえ

2 下の所持金の中からいくらか出して, ある商品を買ったところ, 220円のおつりがきました。いくら出して, ア～エのどの商品を買ったのか, こたえましょう。

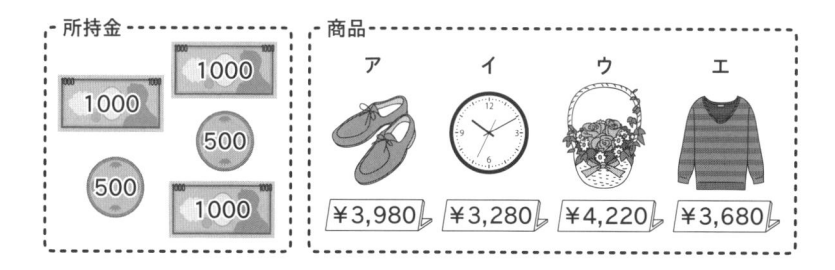

所持金
1000
1000
500
500
1000

商品

ア	イ	ウ	エ
¥3,980	¥3,280	¥4,220	¥3,680

出した金額

商品

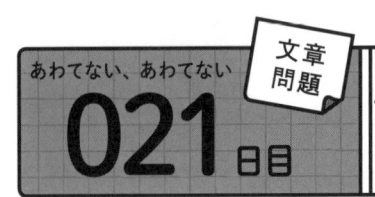

あわてない、あわてない

021 日目

文章問題

1 次の数を（　）内の位で四捨五入しましょう。

計算

例 7365 （十の位）

例
7400

① 61444 （百の位）

①

② 83496 （千の位）

②

2 □にあてはまる図形を，ア～エから選びましょう。

図形

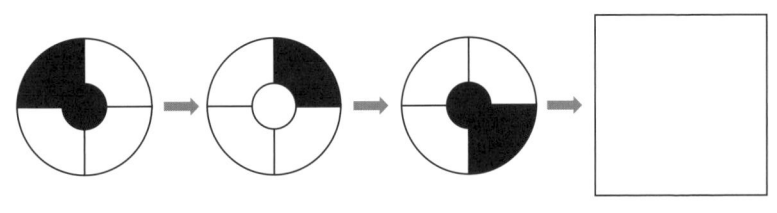

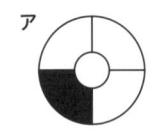 ア　　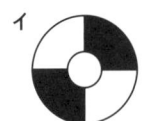 イ　　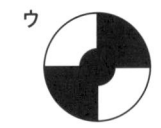 ウ　　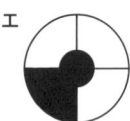 エ

こたえ

前ページの こたえ　**1** 5つ　**2** （出した金額）3,500 円　（商品）イ

達成表に記録をつけよう

022 日目

四則演算

学習日　　　月　　　日

目標 **3**分　かかった時間　　分

正答数 /20

次の計算をしましょう。

① $40 \div 20 =$

② $25 + 26 =$

③ $21 - 9 =$

④ $34 \div 2 =$

⑤ $33 + 45 =$

⑥ $9 + 3 - 1 =$

⑦ $18 + 2 =$

⑧ $36 \div 9 =$

⑨ $2 \times 27 =$

⑩ $42 \div 14 =$

⑪ $39 - 17 =$

⑫ $11 \times 11 =$

⑬ $40 \div 8 =$

⑭ $44 - 16 =$

⑮ $29 \times 6 =$

⑯ $32 \div 16 =$

⑰ $1 + 3 + 8 =$

⑱ $19 + 4 =$

⑲ $18 \div 9 =$

⑳ $38 - 23 =$

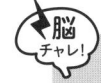 脳チャレ！ **11 × 14 を暗算してみよう！**

頭も体も動かそう！
023日目
四則演算

学習日　　　月　　　日
目標　　かかった時間
3分　　　　　分
正答数　　／20

次の計算をしましょう。

① $30 \div 2 =$

② $10 + 44 =$

③ $29 - 11 =$

④ $3 + 4 - 6 =$

⑤ $3 + 25 =$

⑥ $44 \div 2 =$

⑦ $25 + 30 =$

⑧ $19 + 9 =$

⑨ $45 \times 3 =$

⑩ $40 \div 10 =$

⑪ $41 \times 7 =$

⑫ $8 + 13 =$

⑬ $11 - 9 =$

⑭ $31 + 14 =$

⑮ $43 \times 5 =$

⑯ $16 + 11 =$

⑰ $4 - 8 + 5 =$

⑱ $23 - 17 =$

⑲ $9 \div 9 =$

⑳ $8 \times 13 =$

 脳チャレ！ **60から11ずつひいてみよう！（こたえは声に出して）**

前ページの
こたえ
①2 ②51 ③12 ④17 ⑤78 ⑥11 ⑦20 ⑧4 ⑨54 ⑩3 ⑪22 ⑫121 ⑬5
⑭28 ⑮174 ⑯2 ⑰12 ⑱23 ⑲2 ⑳15　脳チャレ！…154

油断は禁物

024日目

穴埋め

学習日			正答数
	月	日	
目標	かかった時間		
3分		分	/20

次の□にあてはまる数,もしくは符号（＋,−,×,÷）をこたえましょう。

① $10 \times \boxed{} = 160$

② $18 - \boxed{} = 17$

③ $\boxed{} \div 4 = 7$

④ $27 \boxed{} 9 = 18$

⑤ $\boxed{} \times 5 = 20$

⑥ $21 \boxed{} 3 = 7$

⑦ $\boxed{} \times 15 = 60$

⑧ $\boxed{} \times 2 = 38$

⑨ $33 - \boxed{} = 15$

⑩ $2 \boxed{} 4 = 8$

⑪ $\boxed{} - 33 = 3$

⑫ $\boxed{} - 14 = 30$

⑬ $32 - \boxed{} = 17$

⑭ $18 - \boxed{} = 4$

⑮ $\boxed{} \times 2 = 24$

⑯ $7 \times \boxed{} = 28$

⑰ $5 \times \boxed{} = 125$

⑱ $12 \boxed{} 3 = 15$

⑲ $\boxed{} + 43 = 61$

⑳ $\boxed{} \times 2 = 90$

脳チャレ！ **4から6までの数を全部たしてみよう！**

前ページの
こたえ

①15 ②54 ③18 ④1 ⑤28 ⑥22 ⑦55 ⑧28 ⑨135 ⑩4 ⑪287 ⑫21
⑬2 ⑭45 ⑮215 ⑯27 ⑰1 ⑱6 ⑲1 ⑳104　脳チャレ！…49, 38, 27, 16, 5

35

楽しむことが若さの秘訣
四則演算
025日目

学習日　　　　月　　　　日

正答数

目標　　かかった時間
3分　　　　　分　／20

次の計算をしましょう。

① $4 - 7 + 4 =$

② $2 + 8 =$

③ $23 - 7 =$

④ $5 + 49 =$

⑤ $7 \times 29 =$

⑥ $12 - 2 =$

⑦ $19 + 15 =$

⑧ $33 \div 11 =$

⑨ $35 \div 7 =$

⑩ $2 \times 6 - 3 =$

⑪ $11 - 5 =$

⑫ $45 \times 6 =$

⑬ $4 \times 31 =$

⑭ $3 - 7 + 6 =$

⑮ $11 \times 40 =$

⑯ $36 - 17 =$

⑰ $2 \times 2 + 2 =$

⑱ $35 - 28 =$

⑲ $22 \times 4 =$

⑳ $25 \div 5 =$

 脳チャレ！

－0.8、－1、－1.2 を小さい順にならべてみよう！

前ページの ○こたえ
①16 ②1 ③28 ④－ ⑤4 ⑥÷ ⑦4 ⑧19 ⑨18 ⑩× ⑪36 ⑫44 ⑬15
⑭14 ⑮12 ⑯4 ⑰25 ⑱＋ ⑲18 ⑳45　脳チャレ！…15

スピードアップ！

026日目

四則演算

学習日　　　　月　　　　日

目標 **2**分　かかった時間　　　分

正答数 / 20

次の計算をしましょう。

① $24 \times 7 =$

② $30 \div 5 =$

③ $22 - 5 =$

④ $2 - 5 + 7 =$

⑤ $16 - 9 =$

⑥ $31 + 49 =$

⑦ $3 \times 4 + 5 =$

⑧ $27 + 18 =$

⑨ $28 - 22 =$

⑩ $33 \times 7 =$

⑪ $28 \div 7 =$

⑫ $33 \times 4 =$

⑬ $26 \times 20 =$

⑭ $7 \times 4 - 9 =$

⑮ $48 \div 2 =$

⑯ $28 \times 3 =$

⑰ $9 - 3 + 7 =$

⑱ $33 + 16 =$

⑲ $2 \times 42 =$

⑳ $48 + 10 =$

 脳チャレ！

自分の誕生日の数をすべてたしてみよう！（例：2月11日…2+1+1）

前ページの
こたえ
①1 ②10 ③16 ④54 ⑤203 ⑥10 ⑦34 ⑧3 ⑨5 ⑩9 ⑪6 ⑫270
⑬124 ⑭2 ⑮440 ⑯19 ⑰6 ⑱7 ⑲88 ⑳5　脳チャレ！…－1.2, －1, －0.8

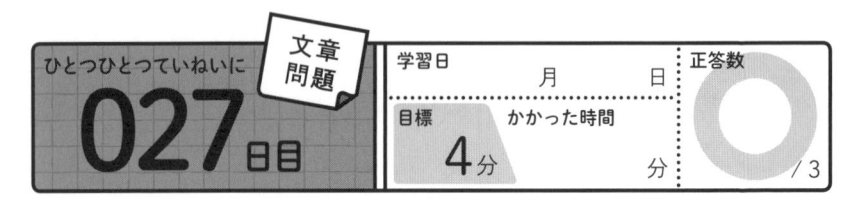

ひとつひとつていねいに

文章問題

027日目

学習日		月	日	正答数
目標 **4分**	かかった時間		分	/3

1 いちばん多いくだものは，ア〜カのうち，どれでしょう。

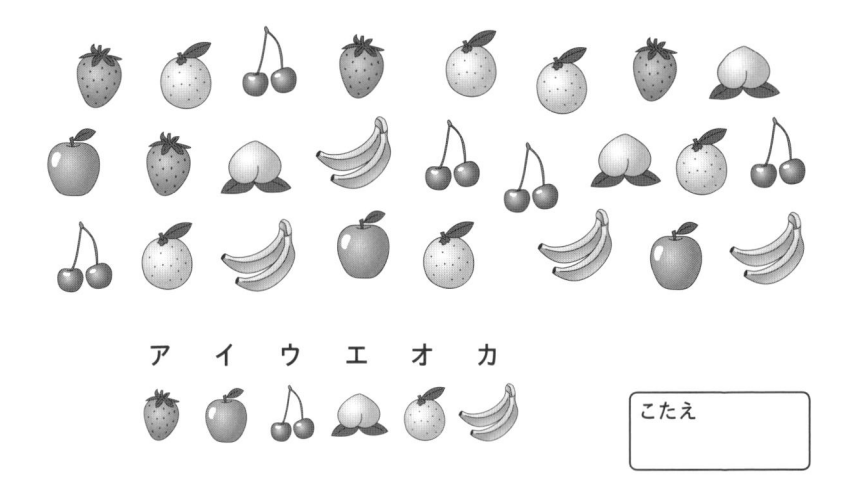

ア　イ　ウ　エ　オ　カ

こたえ

2 縦・横・斜めの数をたすと 15 になるように，1〜9までの数を1つずつ入れます。ア，イに入る数をこたえましょう。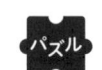

		4
ア	イ	
6	1	8

ア

イ

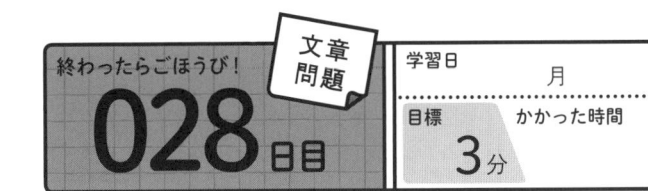

終わったらごほうび！

文章問題

028 日目

学習日　　　　月　　　　日

目標 3分　　かかった時間　　　分

正答数　　／3

1 次の問題にこたえましょう。

計算

① ある本を昨日は 25 ページ，今日は 35 ページ読みました。昨日と今日合わせて何ページ読みましたか。

①

② ある日の A 社の株価は 150 円であり，6 か月後には，3 倍になっていました。6 か月後の A 社の株価はいくらですか。

②

2 左のサイコロを参考にして，右の「?」の目の数をこたえましょう。サイコロの向かいあう面の目は，たすと 7 になります。

パズル

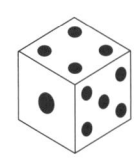 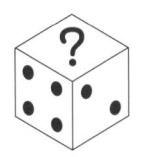

こたえ

前ページの
こたえ　1 オ　2 ア 7 イ 5

39

3分だけ集中！

029日目

四則演算

学習日　　　　月　　　　日

目標　　かかった時間
3分　　　　　分

正答数　　／20

次の計算をしましょう。

① $32+6=$

② $17+34=$

③ $35÷7=$

④ $3×3-4=$

⑤ $19×8=$

⑥ $20-11=$

⑦ $6-4+6=$

⑧ $2×47=$

⑨ $12+27=$

⑩ $43-6=$

⑪ $48+11=$

⑫ $25-16=$

⑬ $34+22=$

⑭ $2×8-5=$

⑮ $47+5=$

⑯ $8×26=$

⑰ $2-5+8=$

⑱ $21÷3=$

⑲ $35+40=$

⑳ $29-12=$

 脳チャレ！ **11×15 を暗算してみよう**

30日達成〜！

030日目

四則演算

学習日		正答数
月 日		
目標	かかった時間	
3分	分	/20

次の計算をしましょう。

① $3 \times 33 =$

② $16 - 8 =$

③ $9 + 49 =$

④ $28 \div 28 =$

⑤ $36 + 33 =$

⑥ $4 + 3 - 7 =$

⑦ $47 - 42 =$

⑧ $8 \times 0 + 4 =$

⑨ $34 \div 17 =$

⑩ $9 \times 22 =$

⑪ $23 - 13 =$

⑫ $40 \div 5 =$

⑬ $13 \times 8 =$

⑭ $6 - 7 + 6 =$

⑮ $32 \times 4 =$

⑯ $4 \times 2 + 7 =$

⑰ $46 - 13 =$

⑱ $18 \div 6 =$

⑲ $44 + 28 =$

⑳ $14 + 36 =$

 脳チャレ！ **70 から 9 ずつひいてみよう！（こたえは声に出して）**

前ページのこたえ ①38 ②51 ③5 ④5 ⑤152 ⑥9 ⑦8 ⑧94 ⑨39 ⑩37 ⑪59 ⑫9 ⑬56 ⑭11 ⑮52 ⑯208 ⑰5 ⑱7 ⑲75 ⑳17 脳チャレ！…165

次の□にあてはまる数,もしくは符号(+,−,×,÷)をこたえましょう。

① $11 + \boxed{} = 59$

② $32 \div \boxed{} = 4$

③ $14 \boxed{} 2 = 12$

④ $\boxed{} + 29 = 41$

⑤ $42 - \boxed{} = 35$

⑥ $\boxed{} \times 2 = 30$

⑦ $\boxed{} \times 3 = 129$

⑧ $40 - \boxed{} = 11$

⑨ $45 - \boxed{} = 23$

⑩ $33 \times \boxed{} = 66$

⑪ $\boxed{} + 17 = 22$

⑫ $15 \boxed{} 15 = 30$

⑬ $\boxed{} \times 21 = 63$

⑭ $\boxed{} \times 12 = 72$

⑮ $\boxed{} - 42 = 6$

⑯ $30 \boxed{} 6 = 5$

⑰ $44 \div \boxed{} = 11$

⑱ $9 \div \boxed{} = 3$

⑲ $\boxed{} + 6 = 27$

⑳ $24 \times \boxed{} = 48$

 脳チャレ!

5から7までの数を全部たしてみよう!

前ページの こたえ
①99 ②8 ③58 ④1 ⑤69 ⑥0 ⑦5 ⑧4 ⑨2 ⑩198 ⑪10 ⑫8 ⑬104 ⑭5 ⑮128 ⑯15 ⑰33 ⑱3 ⑲72 ⑳50　脳チャレ!…61, 52, 43, 34, 25, 16, 7

雨の日も風の日も…

032日目

四則演算

学習日　　　月　　　日

目標 3分　かかった時間　　分

正答数 / 20

次の計算をしましょう。

① $34 + 33 =$ ⬜

② $17 \times 7 =$ ⬜

③ $45 - 38 =$ ⬜

④ $28 \div 2 =$ ⬜

⑤ $1 - 6 + 9 =$ ⬜

⑥ $26 - 17 =$ ⬜

⑦ $32 \times 5 =$ ⬜

⑧ $9 - 1 \times 5 =$ ⬜

⑨ $49 + 39 =$ ⬜

⑩ $7 \times 24 =$ ⬜

⑪ $37 - 14 =$ ⬜

⑫ $40 - 11 =$ ⬜

⑬ $29 + 17 =$ ⬜

⑭ $27 + 44 =$ ⬜

⑮ $3 + 1 \times 3 =$ ⬜

⑯ $46 + 47 =$ ⬜

⑰ $27 - 26 =$ ⬜

⑱ $22 + 34 =$ ⬜

⑲ $15 + 12 =$ ⬜

⑳ $37 \times 3 =$ ⬜

脳チャレ！ －1.8、－2.4、－1を小さい順にならべてみよう！

前ページの
こたえ ①48 ②8 ③－ ④12 ⑤7 ⑥15 ⑦43 ⑧29 ⑨22 ⑩2 ⑪5 ⑫＋ ⑬3
⑭6 ⑮48 ⑯÷ ⑰4 ⑱3 ⑲21 ⑳2　脳チャレ！…18

算数を得意科目に
033日目

四則演算

学習日　　　月　　　日
目標　　かかった時間
2分　　　　　　分

正答数

／20

次の計算をしましょう。

① $19 + 28 =$

② $50 \div 2 =$

③ $4 \times 9 + 6 =$

④ $29 - 5 =$

⑤ $35 + 26 =$

⑥ $42 - 23 =$

⑦ $9 \times 26 =$

⑧ $16 \div 4 =$

⑨ $1 + 7 - 2 =$

⑩ $38 - 3 =$

⑪ $15 \times 8 =$

⑫ $34 - 7 =$

⑬ $29 + 13 =$

⑭ $14 \times 9 =$

⑮ $8 + 6 + 0 =$

⑯ $21 - 2 =$

⑰ $48 - 19 =$

⑱ $44 + 41 =$

⑲ $3 - 0 \times 8 =$

⑳ $25 \times 3 =$

 脳チャレ！ **計算問題を5題、自作してみよう！**

前ページの
こたえ
①67 ②119 ③7 ④14 ⑤4 ⑥9 ⑦160 ⑧4 ⑨88 ⑩168 ⑪23 ⑫29 ⑬46
⑭71 ⑮6 ⑯93 ⑰1 ⑱56 ⑲27 ⑳111　脳チャレ！…－2.4, －1.8, －1

下の立体を「横」から見たら，どのように見えますか。ア〜エから選びましょう。

図形

こたえ

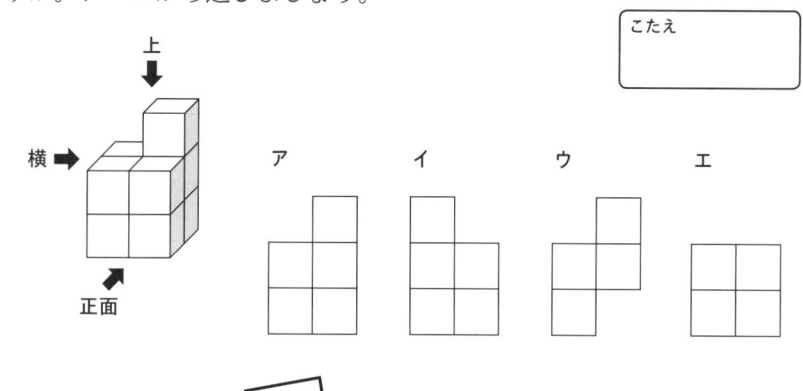

ある立体を上，正面，横から見ると，次のように見えます。この立体は，ア〜エのどれでしょう。

図形

こたえ

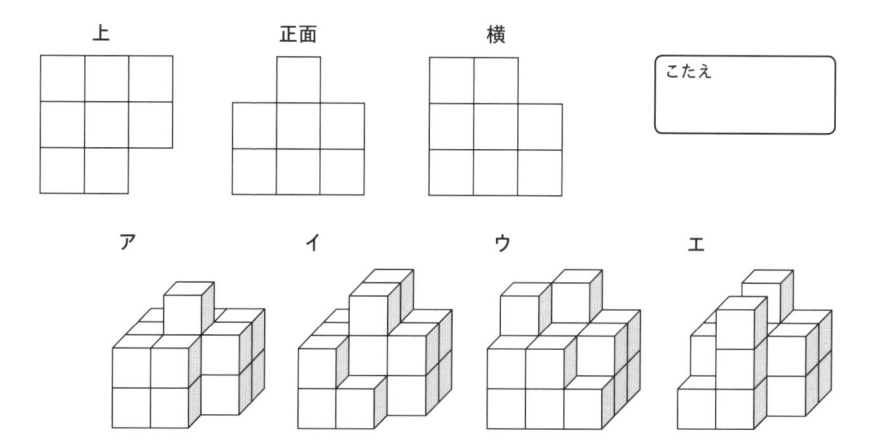

たかが3分、されど3分

036日目

四則演算

学習日　　　月　　　日

目標 **3分**　かかった時間　　分

正答数　/ 20

次の計算をしましょう。

① $32 \times 4 =$

② $7 - 3 \times 0 =$

③ $44 + 13 =$

④ $49 - 34 =$

⑤ $40 \div 8 =$

⑥ $1 + 6 - 4 =$

⑦ $4 \times 4 + 6 =$

⑧ $36 \div 6 =$

⑨ $39 - 8 =$

⑩ $2 \times 8 - 2 =$

⑪ $35 + 13 =$

⑫ $17 \div 17 =$

⑬ $23 \times 4 =$

⑭ $34 + 43 =$

⑮ $0 - 4 + 8 =$

⑯ $12 \times 20 =$

⑰ $43 - 15 =$

⑱ $3 + 2 \times 2 =$

⑲ $26 - 14 =$

⑳ $28 \div 14 =$

脳チャレ！ **1人しりとりで15語に挑戦してみよう！**

声に出すと脳にいいよ

四則演算

037日目

学習日　　　月　　　日

目標 **3**分　かかった時間　　　分

正答数　／20

次の計算をしましょう。

① $39 - 28 =$

② $49 + 48 =$

③ $3 - 4 + 4 =$

④ $7 \times 13 =$

⑤ $28 + 6 =$

⑥ $5 + 45 =$

⑦ $39 \div 3 =$

⑧ $15 \times 7 =$

⑨ $40 \times 9 =$

⑩ $4 + 3 \times 5 =$

⑪ $31 + 47 =$

⑫ $22 - 17 =$

⑬ $46 \div 23 =$

⑭ $4 + 4 \times 4 =$

⑮ $44 - 29 =$

⑯ $33 \times 9 =$

⑰ $2 - 5 + 8 =$

⑱ $16 - 3 =$

⑲ $9 \div 3 =$

⑳ $17 + 10 =$

脳チャレ！ 3の倍数を20までこたえよう！（こたえは声に出して）

次の□にあてはまる数,もしくは符号（＋,－,×,÷）をこたえましょう。

① $15 \boxed{} 5 = 10$

② $13 \times \boxed{} = 104$

③ $5 \boxed{} 3 = 15$

④ $\boxed{} \div 31 = 1$

⑤ $17 + \boxed{} = 54$

⑥ $45 - \boxed{} = 32$

⑦ $18 \times \boxed{} = 126$

⑧ $5 \times \boxed{} = 0$

⑨ $\boxed{} + 24 = 33$

⑩ $\boxed{} \div 2 = 6$

⑪ $7 \times \boxed{} = 49$

⑫ $38 \boxed{} 3 = 35$

⑬ $\boxed{} + 24 = 67$

⑭ $27 \div \boxed{} = 9$

⑮ $8 \boxed{} 19 = 27$

⑯ $57 \div \boxed{} = 3$

⑰ $\boxed{} + 18 = 27$

⑱ $\boxed{} \times 2 = 54$

⑲ $\boxed{} + 46 = 49$

⑳ $\boxed{} - 4 = 33$

 脳チャレ! 3から6までの数を全部たしてみよう！

前ページの
◯こたえ
①11 ②97 ③3 ④91 ⑤34 ⑥50 ⑦13 ⑧105 ⑨360 ⑩19 ⑪78 ⑫5 ⑬2
⑭20 ⑮15 ⑯297 ⑰5 ⑱13 ⑲3 ⑳27　脳チャレ!…3, 6, 9, 12, 15, 18

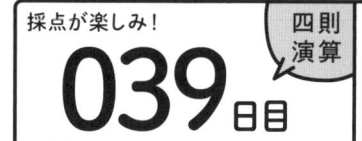

採点が楽しみ！ **039**日目 四則演算

学習日　　　月　　　日

目標 **3**分　かかった時間　　分

正答数　／20

次の計算をしましょう。

① $45 - 16 =$

② $48 - 13 =$

③ $34 + 14 =$

④ $36 \div 12 =$

⑤ $8 \times 35 =$

⑥ $1 \times 9 - 1 =$

⑦ $7 \times 12 =$

⑧ $5 \times 20 =$

⑨ $3 + 9 \times 1 =$

⑩ $32 + 42 =$

⑪ $33 - 16 =$

⑫ $26 \times 3 =$

⑬ $34 + 9 =$

⑭ $48 - 29 =$

⑮ $33 \times 5 =$

⑯ $2 \times 7 - 5 =$

⑰ $16 \div 8 =$

⑱ $2 \times 29 =$

⑲ $32 + 22 =$

⑳ $26 \div 13 =$

脳チャレ！ ⑦$\frac{1}{3}$と④$\frac{2}{3}$で、どちらが大きいかこたえよう！

前ページの こたえ　①− ②8 ③× ④31 ⑤37 ⑥13 ⑦7 ⑧0 ⑨9 ⑩12 ⑪7 ⑫− ⑬43 ⑭3 ⑮+ ⑯19 ⑰9 ⑱27 ⑲3 ⑳37　脳チャレ！…18

次の計算をしましょう。

① $27 - 17 =$

② $25 \div 5 =$

③ $26 \times 2 =$

④ $2 + 6 \times 8 =$

⑤ $25 + 3 =$

⑥ $48 - 34 =$

⑦ $7 \times 18 =$

⑧ $26 - 18 =$

⑨ $4 \times 20 =$

⑩ $3 + 3 + 2 =$

⑪ $47 + 13 =$

⑫ $48 \div 12 =$

⑬ $29 \times 4 =$

⑭ $2 \times 31 =$

⑮ $46 - 15 =$

⑯ $44 \div 11 =$

⑰ $9 - 4 \times 2 =$

⑱ $24 + 35 =$

⑲ $4 \times 40 =$

⑳ $1 + 3 \times 9 =$

 脳チャレ！

自分の生年の上2桁と下2桁をたしてみよう！（例：1965年…19＋65）

前ページの
こたえ ①29 ②35 ③48 ④3 ⑤280 ⑥8 ⑦84 ⑧100 ⑨12 ⑩74 ⑪17 ⑫78
⑬43 ⑭19 ⑮165 ⑯9 ⑰2 ⑱58 ⑲54 ⑳2　脳チャレ！…⑦

50

その調子、その調子

文章問題

041日目

学習日　　　月　　　日

目標 **3分**　かかった時間　　　分

正答数 　/7

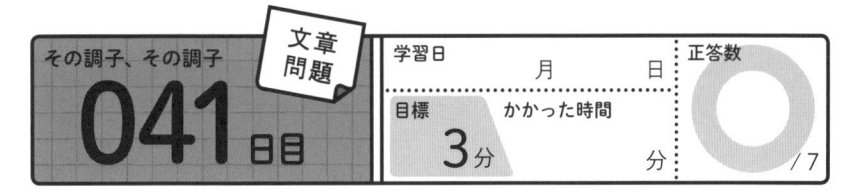

1 左のマスの図形とちがっているのは，右のマスのどの図形でしょうか。

 さがす

★	●	△	★	★
□	▲	○	●	●
★	●	■	△	☆
●	△	▲	★	△
△	□	■	○	○

★	●	△	★	★
□	▲	○	●	●
★	●	☆	△	☆
●	△	▲	★	△
△	□	■	○	○

ア…★　　イ…●　　ウ…▲　　エ…■

オ…☆　　カ…○　　キ…△　　ク…□

こたえ

2 となりどうしの⬡の中の数をたすと，上の⬡の中の数になります。あいている⬡にあてはまる数を書きましょう。

 パズル

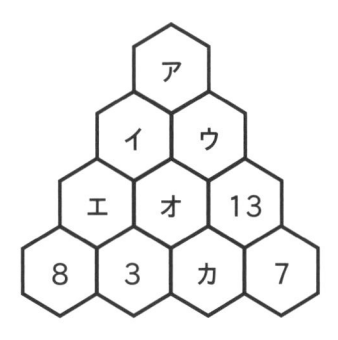

ア		イ	

ウ		エ	

オ		カ	

前ページの
●こたえ
①10 ②5 ③52 ④50 ⑤28 ⑥14 ⑦126 ⑧8 ⑨80 ⑩8 ⑪60 ⑫4 ⑬116 ⑭62 ⑮31 ⑯4 ⑰1 ⑱59 ⑲160 ⑳28

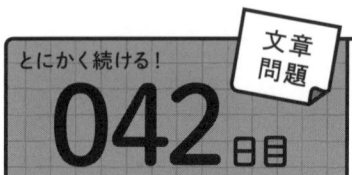 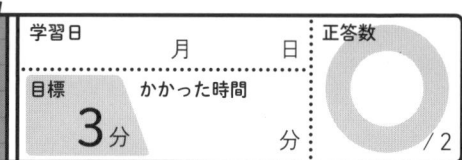

とにかく続ける！
042日目

| 学習日 | 月 | 日 | 正答数 |
| かかった時間 目標 3分 | 分 | | /2 |

1 次の三角形の中の数は，ある決まりにしたがって並んでいます。「?」に入る数をこたえましょう。

ヒント +と÷を使います。

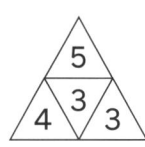 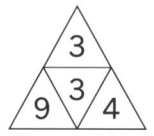 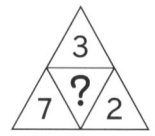

こたえ

2 1つだけ他とちがう図形がまぎれています。さがして，A－1のように記号でこたえましょう。

	1	2	3	4	5	6
A						
B						
C						
D						

こたえ

前ページのこたえ **1** オ **2** ア 42 イ 20 ウ 22 エ 11 オ 9 カ 6

次の計算をしましょう。

① $7 \times 26 =$

② $24 - 23 =$

③ $14 \div 7 =$

④ $1 \times 6 + 0 =$

⑤ $22 - 5 =$

⑥ $3 - 1 + 6 =$

⑦ $22 - 13 =$

⑧ $28 + 33 =$

⑨ $24 \div 6 =$

⑩ $39 + 5 =$

⑪ $44 - 12 =$

⑫ $5 \times 41 =$

⑬ $4 \times 4 - 5 =$

⑭ $4 \times 48 =$

⑮ $2 \times 49 =$

⑯ $3 + 4 \times 2 =$

⑰ $46 - 38 =$

⑱ $32 \div 2 =$

⑲ $2 + 8 - 3 =$

⑳ $42 \div 2 =$

脳チャレ！ 11×16 を暗算してみよう！

前ページのこたえ　 [1] 5 [(7+3)÷2=5]　 [2] B−3

次の計算をしましょう。

① $9 \times 24 =$

② $38 - 12 =$

③ $21 \div 21 =$

④ $33 \times 4 =$

⑤ $1 \times 7 - 0 =$

⑥ $49 - 35 =$

⑦ $0 - 3 + 8 =$

⑧ $6 \times 12 =$

⑨ $28 + 47 =$

⑩ $46 - 4 =$

⑪ $29 \times 9 =$

⑫ $3 \times 45 =$

⑬ $42 - 34 =$

⑭ $3 + 37 =$

⑮ $36 \div 18 =$

⑯ $8 - 1 \times 1 =$

⑰ $1 - 0 + 3 =$

⑱ $4 + 34 =$

⑲ $24 \div 2 =$

⑳ $7 + 36 =$

 脳チャレ！ 4の倍数を 30 までこたえよう！（こたえは声に出して）

前ページの ●こたえ　①182 ②1 ③2 ④6 ⑤17 ⑥8 ⑦9 ⑧61 ⑨4 ⑩44 ⑪32 ⑫205 ⑬11 ⑭192 ⑮98 ⑯11 ⑰8 ⑱16 ⑲7 ⑳21　脳チャレ！…176

次の□にあてはまる数, もしくは符号（＋, −, ×, ÷）をこたえましょう。

① $24 - \boxed{} = 13$

② $12 \boxed{} 2 = 10$

③ $\boxed{} \times 1 = 47$

④ $42 \boxed{} 3 = 45$

⑤ $26 - \boxed{} = 3$

⑥ $\boxed{} + 9 = 17$

⑦ $25 - \boxed{} = 20$

⑧ $\boxed{} \times 7 = 42$

⑨ $22 - \boxed{} = 17$

⑩ $9 \times \boxed{} = 18$

⑪ $6 \boxed{} 47 = 53$

⑫ $29 - \boxed{} = 13$

⑬ $31 + \boxed{} = 75$

⑭ $19 - \boxed{} = 19$

⑮ $\boxed{} \times 16 = 48$

⑯ $\boxed{} + 15 = 20$

⑰ $\boxed{} + 8 = 53$

⑱ $16 - \boxed{} = 13$

⑲ $8 \boxed{} 2 = 4$

⑳ $\boxed{} - 4 = 40$

脳チャレ！ 5 から 8 までの数を全部たしてみよう！

前ページの
こたえ
①216 ②26 ③1 ④132 ⑤7 ⑥14 ⑦5 ⑧72 ⑨75 ⑩42 ⑪261 ⑫135 ⑬8
⑭40 ⑮2 ⑯7 ⑰4 ⑱38 ⑲12 ⑳43 脳チャレ！…4, 8, 12, 16, 20, 24, 28

深呼吸してスタート！
四則演算
046日目

学習日　　　月　　　日
目標 **3**分　　かかった時間　　分
正答数 / 20

次の計算をしましょう。

① $1 \times 3 + 8 =$

② $22 + 28 =$

③ $26 \div 2 =$

④ $42 \div 6 =$

⑤ $47 - 46 =$

⑥ $1 - 7 + 6 =$

⑦ $32 \times 4 =$

⑧ $46 - 38 =$

⑨ $32 \div 4 =$

⑩ $37 + 49 =$

⑪ $8 \times 16 =$

⑫ $2 + 8 \times 4 =$

⑬ $32 - 18 =$

⑭ $8 + 43 =$

⑮ $4 - 0 + 4 =$

⑯ $24 - 3 =$

⑰ $8 \times 32 =$

⑱ $29 + 13 =$

⑲ $40 \div 5 =$

⑳ $2 + 4 - 1 =$

脳チャレ！ ㋐$\frac{1}{2}$と㋑$\frac{1}{3}$で、どちらが大きいかこたえよう！

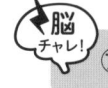
前ページの
こたえ

①11 ②− ③47 ④＋ ⑤23 ⑥8 ⑦5 ⑧9 ⑨5 ⑩2 ⑪＋ ⑫16 ⑬44
⑭0 ⑮3 ⑯5 ⑰45 ⑱3 ⑲÷ ⑳44　脳チャレ！…26

56

計算の短距離走だ！

四則演算

047日目

学習日　　　月　　　日

目標　2分　　かかった時間　　分

正答数　／20

次の計算をしましょう。

① $36 + 17 =$

② $18 ÷ 2 =$

③ $46 - 29 =$

④ $30 × 15 =$

⑤ $33 - 28 =$

⑥ $4 × 19 =$

⑦ $5 × 1 × 2 =$

⑧ $3 × 9 - 9 =$

⑨ $33 - 19 =$

⑩ $27 ÷ 9 =$

⑪ $47 + 27 =$

⑫ $39 ÷ 13 =$

⑬ $1 - 1 + 6 =$

⑭ $5 × 24 =$

⑮ $29 × 6 =$

⑯ $36 ÷ 3 =$

⑰ $3 × 16 =$

⑱ $43 + 44 =$

⑲ $4 × 37 =$

⑳ $33 - 25 =$

 脳チャレ！ 自分の生年の上2桁と下2桁の差を求めてみよう！（例：1965年…65−19）

前ページの こたえ ①11 ②50 ③13 ④7 ⑤1 ⑥0 ⑦128 ⑧8 ⑨8 ⑩86 ⑪128 ⑫34 ⑬14 ⑭51 ⑮8 ⑯21 ⑰256 ⑱42 ⑲8 ⑳5　脳チャレ！…⑦

57

1 次の漢字で書かれた数を，数字で書きなおしましょう。　計算

① 七十四億八千五万

①

② 三百八億十六万七千

②

③ 三千三十八億六千四百五十万八千

③

2 ア～オのうち，組み立てて立方体にならないものは，どれでしょう。　図形

ア 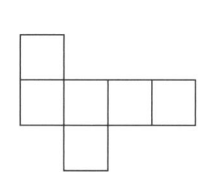　　イ 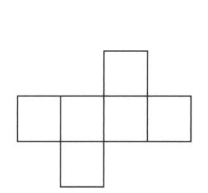　　ウ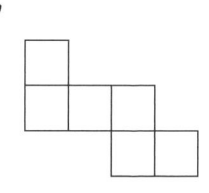

エ 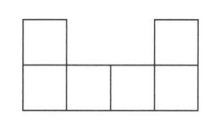　　オ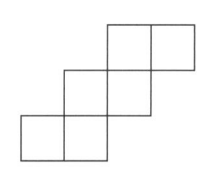

こたえ

前ページのこたえ　①53 ②9 ③17 ④450 ⑤5 ⑥76 ⑦10 ⑧18 ⑨14 ⑩3 ⑪74 ⑫3 ⑬6 ⑭120 ⑮174 ⑯12 ⑰48 ⑱87 ⑲148 ⑳8

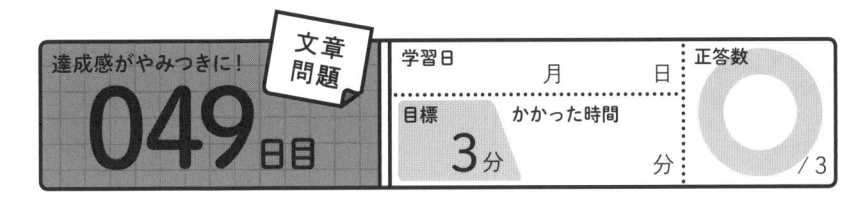

1 ウォーキングをしていました。何時間何分
たったでしょう。

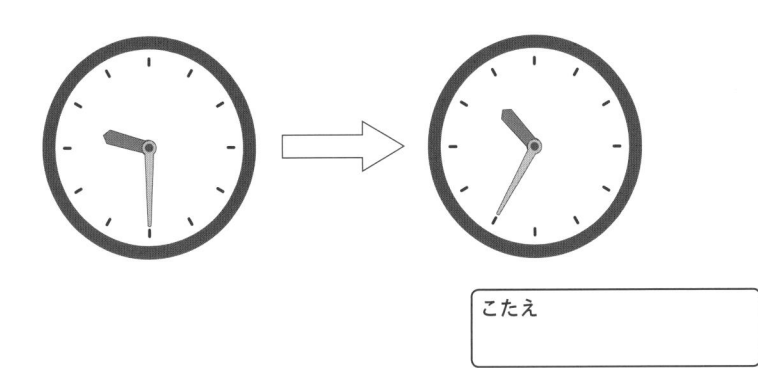

こたえ

2 下の所持金の中からいくらか出して，ある商
品を買ったところ，250円のおつりがきま
した。いくら出して，ア～エのどの商品を買っ
たのか，こたえましょう。

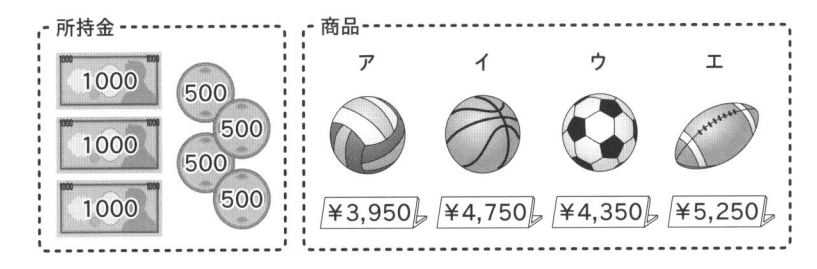

出した金額

商品

前ページの
こたえ
1 ① 7,480,050,000 ② 30,800,167,000 ③ 303,864,508,000
2 エ

次の計算をしましょう。

① $10+27=$ □

② $4\times13=$ □

③ $23\times3=$ □

④ $33\div11=$ □

⑤ $5-0\times1=$ □

⑥ $21+49=$ □

⑦ $11+38=$ □

⑧ $44-29=$ □

⑨ $34-28=$ □

⑩ $41-18=$ □

⑪ $46+36=$ □

⑫ $39-4=$ □

⑬ $39+19=$ □

⑭ $1+9\times5=$ □

⑮ $2\times7\times2=$ □

⑯ $18\div2=$ □

⑰ $40+17=$ □

⑱ $4\times24=$ □

⑲ $42+20=$ □

⑳ $33\div3=$ □

 脳チャレ！ **11×17 を暗算してみよう！**

前ページの こたえ　1　1時間5分　2　（出した金額）5,000円　（商品）イ

脳力がついてきた！
051日目
四則演算

学習日　　　月　　　日
目標 **3**分　かかった時間　　　分
正答数 / 20

次の計算をしましょう。

① $48+48=$ 　　　

② $47-14=$ 　　　

③ $27÷9=$ 　　　

④ $43-36=$ 　　　

⑤ $40-11=$ 　　　

⑥ $40÷20=$ 　　　

⑦ $13+14=$ 　　　

⑧ $9×1×5=$ 　　　

⑨ $31-26=$ 　　　

⑩ $22+14=$ 　　　

⑪ $8×44=$ 　　　

⑫ $41+47=$ 　　　

⑬ $39÷3=$ 　　　

⑭ $30+16=$ 　　　

⑮ $2×3-4=$ 　　　

⑯ $6×0×4=$ 　　　

⑰ $40×24=$ 　　　

⑱ $34-27=$ 　　　

⑲ $28×9=$ 　　　

⑳ $6×2+6=$ 　　　

 脳チャレ！ 6の倍数を40までこたえよう！（こたえは声に出して）

前ページの こたえ　①37 ②52 ③69 ④3 ⑤5 ⑥70 ⑦49 ⑧15 ⑨6 ⑩23 ⑪82 ⑫35 ⑬58 ⑭46 ⑮28 ⑯9 ⑰57 ⑱96 ⑲62 ⑳11　脳チャレ！…187

61

まだまだ現役
052日目
穴埋め

学習日　　　　月　　　　日
目標　　かかった時間
3分　　　　　　　分

正答数
/20

次の□にあてはまる数,もしくは符号(＋,－,×,÷)をこたえましょう。

① [　] ＋25＝69

② [　] ÷6＝4

③ [　] ＋4＝43

④ [　] ×3＝39

⑤ 8 [　] 2＝10

⑥ [　] －25＝1

⑦ 8 [　] 8＝0

⑧ 12 [　] 4＝8

⑨ [　] ÷3＝29

⑩ 24－[　] ＝2

⑪ 5＋[　] ＝38

⑫ 3×[　] ＝120

⑬ [　] ×14＝70

⑭ [　] －13＝32

⑮ [　] ÷10＝2

⑯ 7×[　] ＝56

⑰ 3 [　] 1＝2

⑱ 13＋[　] ＝26

⑲ 36×[　] ＝108

⑳ [　] －8＝2

脳チャレ! 7から10までの数を全部たしてみよう!

前ページの
こたえ
①96 ②33 ③3 ④7 ⑤29 ⑥2 ⑦27 ⑧45 ⑨5 ⑩36 ⑪352 ⑫88 ⑬13
⑭46 ⑮2 ⑯0 ⑰960 ⑱7 ⑲252 ⑳18　脳チャレ!…6, 12, 18, 24, 30, 36

最後まで気をぬかずに

053日目

四則演算

学習日　　　月　　　日

正答数

目標 **3**分　かかった時間　分　／20

次の計算をしましょう。

① $37+36=$ ⬜

② $2\times9-1=$ ⬜

③ $38+16=$ ⬜

④ $24\div6=$ ⬜

⑤ $5-4\times1=$ ⬜

⑥ $33-28=$ ⬜

⑦ $36\div12=$ ⬜

⑧ $46\div2=$ ⬜

⑨ $24+22=$ ⬜

⑩ $2\times6\times4=$ ⬜

⑪ $9\times36=$ ⬜

⑫ $22\times40=$ ⬜

⑬ $41\times2=$ ⬜

⑭ $6\times23=$ ⬜

⑮ $3-4+1=$ ⬜

⑯ $23+48=$ ⬜

⑰ $5\times18=$ ⬜

⑱ $7\times2\times4=$ ⬜

⑲ $28+26=$ ⬜

⑳ $7\times33=$ ⬜

脳チャレ！ ⑦$\frac{1}{3}$と④$\frac{1}{4}$で、どちらが大きいかこたえよう！

前ページのこたえ ①44 ②24 ③39 ④13 ⑤+ ⑥26 ⑦- ⑧- ⑨87 ⑩22 ⑪33 ⑫40 ⑬5 ⑭45 ⑮20 ⑯8 ⑰- ⑱13 ⑲3 ⑳10　脳チャレ！…34

63

よーいスタート！

054日目

四則演算

学習日　　　月　　　日

目標　**2**分　かかった時間　　　分

正答数　／20

次の計算をしましょう。

① $39+21=$ ☐

② $34+40=$ ☐

③ $25×4=$ ☐

④ $41+10=$ ☐

⑤ $44+42=$ ☐

⑥ $20÷5=$ ☐

⑦ $9-1-5=$ ☐

⑧ $47-15=$ ☐

⑨ $42÷7=$ ☐

⑩ $11+38=$ ☐

⑪ $37+48=$ ☐

⑫ $6×4+9=$ ☐

⑬ $23-22=$ ☐

⑭ $39×7=$ ☐

⑮ $23+11=$ ☐

⑯ $5×4×0=$ ☐

⑰ $41-10=$ ☐

⑱ $4×19=$ ☐

⑲ $0+29=$ ☐

⑳ $7×16=$ ☐

 脳チャレ！

自分の生年の上3桁と下1桁をたしてみよう！（例：1965年…196＋5）

64

前ページの●こたえ ①73 ②17 ③54 ④4 ⑤1 ⑥5 ⑦3 ⑧23 ⑨46 ⑩48 ⑪324 ⑫880 ⑬82 ⑭138 ⑮0 ⑯71 ⑰90 ⑱56 ⑲54 ⑳231　脳チャレ！…⑦

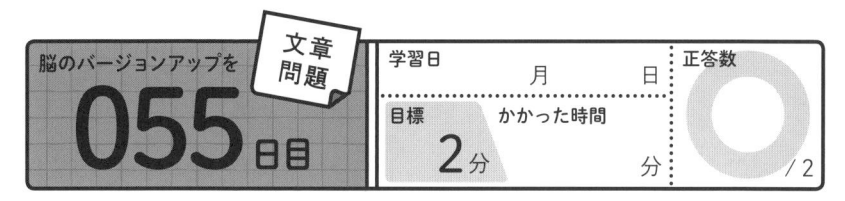

1 次のカードの中から5枚選んで, いちばん 大きな数をつくりましょう。

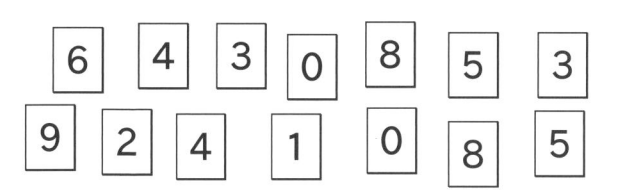

こたえ

2 次の図形を左右反転させるとどうなりますか。記号でこたえましょう。

図形

こたえ

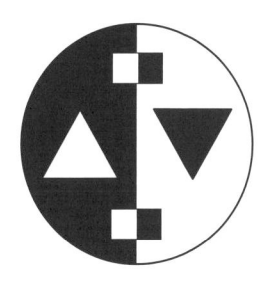

ア 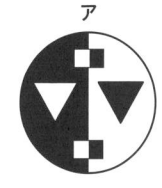　　イ 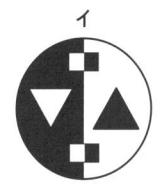　　ウ 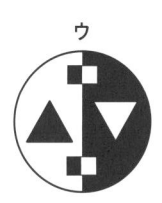　　エ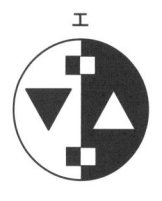

前ページの ●こたえ
①60 ②74 ③100 ④51 ⑤86 ⑥4 ⑦3 ⑧32 ⑨6 ⑩49 ⑪85 ⑫33 ⑬1 ⑭273 ⑮34 ⑯0 ⑰31 ⑱76 ⑲29 ⑳112

65

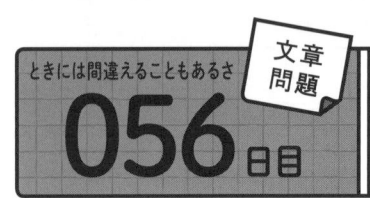

ときには間違えることもあるさ

文章問題

056日目

学習日	月 日	正答数
目標 **4**分	かかった時間 分	/4

1 図のように，マッチ棒を使って正三角形をつくっていきます。マッチ棒が全部で37本あるとき，正三角形を何個つくれるでしょう。

図 形

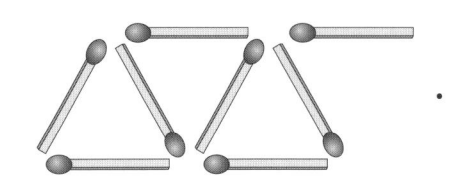

・・・

こたえ

2 次の三角形の中の数は，ある決まりにしたがって並んでいます。「?」に入る数をこたえましょう。

パズル

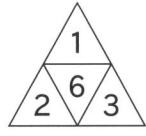 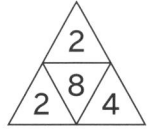 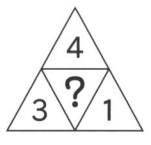

こたえ

3 次の数を（ ）内の位で四捨五入しましょう。

計 算

① 2763 （十の位）

①

② 65184 （百の位）

②

前ページの
こたえ 1 98865   2 エ

もうずいぶん進みました

057日目

四則演算

学習日　　　月　　　日

目標　かかった時間
3分　　　分

正答数

／20

次の計算をしましょう。

① $49 + 3 =$

② $4 \times 5 \times 2 =$

③ $2 + 1 \times 3 =$

④ $30 \div 15 =$

⑤ $39 + 19 =$

⑥ $1 \times 4 - 4 =$

⑦ $36 \div 6 =$

⑧ $37 + 44 =$

⑨ $3 \times 3 + 2 =$

⑩ $30 \div 5 =$

⑪ $31 - 16 =$

⑫ $4 \times 3 - 2 =$

⑬ $20 \div 2 =$

⑭ $47 - 13 =$

⑮ $32 - 9 =$

⑯ $5 \times 42 =$

⑰ $3 - 1 \times 2 =$

⑱ $13 - 9 =$

⑲ $0 \times 2 + 3 =$

⑳ $35 - 22 =$

脳チャレ！ 11×18 を暗算してみよう！

昨日より正答数をあげよう
四則演算
058日目

学習日　　月　　日
目標 3分　かかった時間　　分
正答数 / 20

次の計算をしましょう。

① $43 + 24 =$

② $25 \div 5 =$

③ $17 - 6 =$

④ $44 - 16 =$

⑤ $49 + 8 =$

⑥ $7 \times 27 =$

⑦ $7 - 1 \times 0 =$

⑧ $16 + 45 =$

⑨ $23 \times 6 =$

⑩ $3 \times 5 \times 0 =$

⑪ $32 \div 2 =$

⑫ $39 + 22 =$

⑬ $8 - 1 - 3 =$

⑭ $2 \times 27 =$

⑮ $24 \div 12 =$

⑯ $7 + 1 \times 3 =$

⑰ $36 \div 9 =$

⑱ $46 \times 5 =$

⑲ $6 + 23 =$

⑳ $47 + 47 =$

脳チャレ！ 7の倍数を50までこたえよう！（こたえは声に出して）

次の□にあてはまる数, もしくは符号（＋, －, ×, ÷）をこたえましょう。

① $8 \times \boxed{} = 360$

② $\boxed{} \times 32 = 96$

③ $\boxed{} \div 5 = 8$

④ $46 - \boxed{} = 8$

⑤ $7 \times \boxed{} = 196$

⑥ $26 + \boxed{} = 67$

⑦ $26 \boxed{} 13 = 2$

⑧ $36 - \boxed{} = 35$

⑨ $\boxed{} - 20 = 16$

⑩ $75 \boxed{} 15 = 5$

⑪ $48 - \boxed{} = 21$

⑫ $49 \times \boxed{} = 490$

⑬ $36 \boxed{} 6 = 216$

⑭ $\boxed{} \div 19 = 2$

⑮ $33 \boxed{} 11 = 22$

⑯ $27 - \boxed{} = 3$

⑰ $\boxed{} \times 48 = 96$

⑱ $14 \boxed{} 13 = 1$

⑲ $4 \times \boxed{} = 76$

⑳ $17 \times \boxed{} = 0$

 脳チャレ！ 4から8までの数を全部たしてみよう！

69

次の計算をしましょう。

① $21 + 17 =$ ⬚

② $41 - 28 =$ ⬚

③ $17 + 36 =$ ⬚

④ $33 - 18 =$ ⬚

⑤ $1 - 1 + 4 =$ ⬚

⑥ $39 - 2 =$ ⬚

⑦ $32 \times 7 =$ ⬚

⑧ $22 \div 2 =$ ⬚

⑨ $39 - 0 =$ ⬚

⑩ $1 \times 3 \times 6 =$ ⬚

⑪ $45 \div 15 =$ ⬚

⑫ $15 - 3 =$ ⬚

⑬ $2 + 4 + 3 =$ ⬚

⑭ $46 - 13 =$ ⬚

⑮ $8 \times 31 =$ ⬚

⑯ $33 - 3 =$ ⬚

⑰ $15 + 30 =$ ⬚

⑱ $30 - 18 =$ ⬚

⑲ $4 + 2 \times 4 =$ ⬚

⑳ $19 \times 20 =$ ⬚

 ⑦$\frac{1}{2}$と⑦$\frac{2}{3}$で、どちらが大きいかこたえよう！

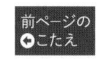 ①45 ②3 ③40 ④38 ⑤28 ⑥41 ⑦÷ ⑧1 ⑨36 ⑩÷ ⑪27 ⑫10 ⑬×
⑭38 ⑮− ⑯24 ⑰2 ⑱− ⑲19 ⑳0 脳チャレ！…30

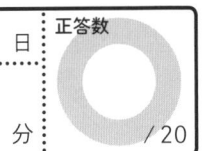

次の計算をしましょう。

① $34 \times 4 =$

② $47 - 2 =$

③ $26 + 15 =$

④ $34 + 24 =$

⑤ $32 \div 8 =$

⑥ $7 - 1 \times 0 =$

⑦ $11 \div 11 =$

⑧ $3 + 5 + 8 =$

⑨ $19 + 21 =$

⑩ $36 \div 9 =$

⑪ $21 - 10 =$

⑫ $24 + 18 =$

⑬ $40 \times 12 =$

⑭ $2 - 1 + 7 =$

⑮ $10 - 10 =$

⑯ $35 + 39 =$

⑰ $11 + 43 =$

⑱ $5 + 4 \times 2 =$

⑲ $20 + 37 =$

⑳ $38 - 36 =$

脳チャレ！ 自分の生年の上3桁から下1桁をひいてみよう！（例：1965年…196－5）

前ページの
こたえ
①38 ②13 ③53 ④15 ⑤4 ⑥37 ⑦224 ⑧11 ⑨39 ⑩18 ⑪3 ⑫12
⑬9 ⑭33 ⑮248 ⑯30 ⑰45 ⑱12 ⑲12 ⑳380　脳チャレ！…イ

71

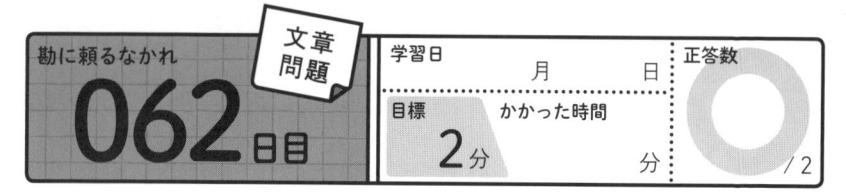

勘に頼るなかれ

文章問題

062日目

学習日　　　月　　　日

目標 2分　かかった時間　　　分

正答数　／2

1 次の漢字のうち，その意味と大きさが合って
いるものは，いくつあるでしょう。

さがす

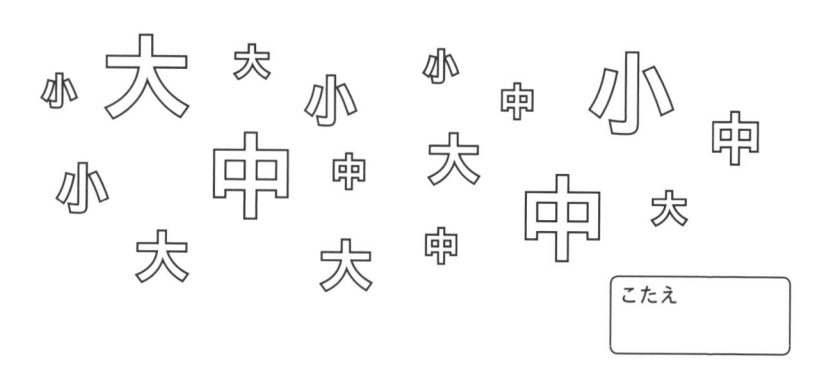

こたえ

2 □にあてはまる図形を，ア～エから選びま
しょう。

図形

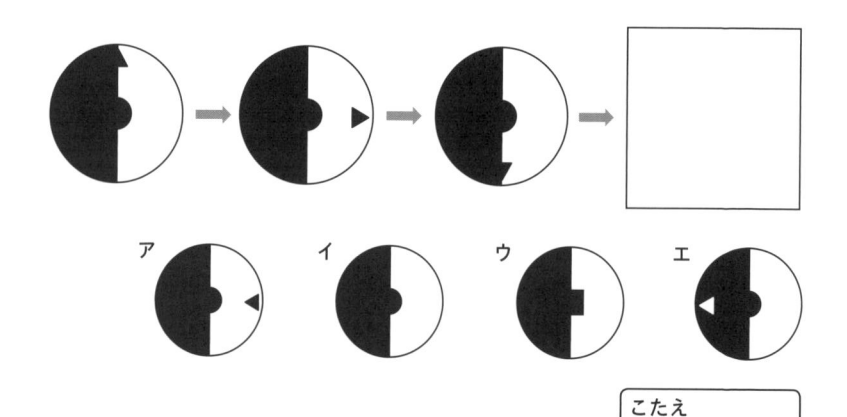

ア　　　イ　　　ウ　　　エ

こたえ

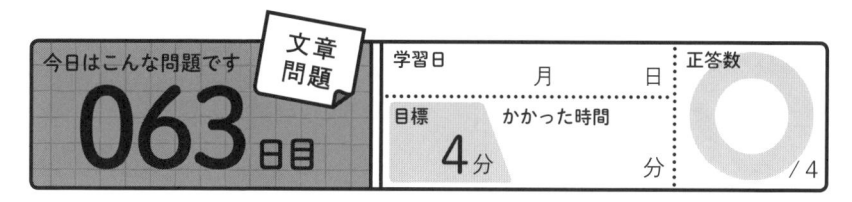

今日はこんな問題です　文章問題

063 日目

1 縦・横・斜めの数をたすと 15 になるように，1〜9までの数を1つずつ入れます。ア，イ に入る数をこたえましょう。

ア	9	4
		3
	イ	8

ア

イ

2 次の問題にこたえましょう。

① 商品 A が3個入りのセットで売られています。1セットの値段は 180 円であり，1か月に 320 セット売れたといいます。商品 A の1個の値段はいくらですか。

①

② 120 枚の折り紙を8人で分けるのに，1人 13 枚ずつ配ったといいます。折り紙は何枚余りましたか。

②

計算脳力アップ！

064日目

四則演算

学習日　　　月　　　日

目標 **3**分　かかった時間　　分

正答数 ／20

次の計算をしましょう。

① $13+18=$

② $7+3=$

③ $26÷13=$

④ $45÷5=$

⑤ $24÷4=$

⑥ $2-4+7=$

⑦ $35+32=$

⑧ $8×25=$

⑨ $24÷8=$

⑩ $36-21=$

⑪ $42-33=$

⑫ $30×20=$

⑬ $3×7-2=$

⑭ $42÷2=$

⑮ $27÷3=$

⑯ $2×2×2=$

⑰ $15+48=$

⑱ $32+42=$

⑲ $31-20=$

⑳ $0×4+6=$

 脳チャレ！ **11×19 を暗算してみよう！**

前ページの●こたえ　1 ア2 イ1　2 ① 60円 ② 16枚

次の計算をしましょう。

① $44 + 4 =$

② $23 \times 9 =$

③ $46 - 11 =$

④ $48 + 32 =$

⑤ $4 + 2 - 3 =$

⑥ $3 \times 35 =$

⑦ $24 \div 12 =$

⑧ $2 \times 9 - 6 =$

⑨ $41 - 37 =$

⑩ $1 + 3 \times 1 =$

⑪ $0 - 1 + 2 =$

⑫ $39 \times 2 =$

⑬ $44 - 26 =$

⑭ $21 + 31 =$

⑮ $45 \div 3 =$

⑯ $42 - 8 =$

⑰ $4 \times 3 \times 6 =$

⑱ $33 - 28 =$

⑲ $35 \div 7 =$

⑳ $14 + 22 =$

 脳チャレ！

8 の倍数を 60 までこたえよう！（こたえは声に出して）

前ページのこたえ ①31 ②10 ③2 ④9 ⑤6 ⑥5 ⑦67 ⑧200 ⑨3 ⑩15 ⑪9 ⑫600 ⑬19 ⑭21 ⑮9 ⑯8 ⑰63 ⑱74 ⑲11 ⑳6　脳チャレ！…209

75

学習日　　　月　　　日　　正答数

目標　かかった時間
3分　　　　　分　　/20

次の□にあてはまる数，もしくは符号（＋，−，×，÷）をこたえましょう。

① □ ＋29＝34

② □ ÷3＝14

③ 29＋ □ ＝56

④ 3× □ ＝135

⑤ □ −18＝3

⑥ □ ＋39＝70

⑦ 45÷ □ ＝9

⑧ 27 □ 9＝18

⑨ 4÷ □ ＝4

⑩ 2× □ ＝58

⑪ 3× □ ＝129

⑫ □ ×4＝104

⑬ 23＋ □ ＝63

⑭ □ ÷11＝1

⑮ 56÷ □ ＝7

⑯ 48 □ 6＝54

⑰ 42÷ □ ＝3

⑱ □ ＋25＝60

⑲ 45÷ □ ＝5

⑳ □ ×4＝124

 脳チャレ！ 6から10までの数を全部たしてみよう！

前ページのこたえ
①48 ②207 ③35 ④80 ⑤3 ⑥105 ⑦2 ⑧12 ⑨4 ⑩4 ⑪1 ⑫78 ⑬18
⑭52 ⑮15 ⑯34 ⑰72 ⑱5 ⑲5 ⑳36　脳チャレ！…8, 16, 24, 32, 40, 48, 56

1日1日着実に

067日目

四則演算

学習日　　　月　　　日

目標 **3**分　かかった時間　　分

正答数　　／20

次の計算をしましょう。

① $4 \times 2 \times 2 =$

② $49 - 26 =$

③ $48 \div 6 =$

④ $12 + 31 =$

⑤ $38 - 2 =$

⑥ $21 + 21 =$

⑦ $3 \times 34 =$

⑧ $48 \div 1 =$

⑨ $2 + 5 \times 7 =$

⑩ $41 + 2 =$

⑪ $4 \times 4 \times 4 =$

⑫ $42 - 0 =$

⑬ $26 \div 13 =$

⑭ $48 - 32 =$

⑮ $1 \times 30 =$

⑯ $47 \times 6 =$

⑰ $33 - 4 =$

⑱ $0 - 2 + 8 =$

⑲ $27 - 25 =$

⑳ $2 \times 35 =$

 脳チャレ！ ⑦$\frac{1}{2}$と⑦$\frac{3}{5}$で、どちらが大きいかこたえよう！

前ページの こたえ ①5 ②42 ③27 ④45 ⑤21 ⑥31 ⑦5 ⑧− ⑨1 ⑩29 ⑪43 ⑫26 ⑬40 ⑭11 ⑮8 ⑯＋ ⑰14 ⑱35 ⑲9 ⑳31　脳チャレ！…40

77

もっと速く解けるはず！
四則演算
068日目

学習日　　　月　　　日
目標　2分　かかった時間　　分
正答数　／20

次の計算をしましょう。

① $25 - 7 =$

② $46 - 26 =$

③ $31 - 23 =$

④ $4 \times 34 =$

⑤ $27 \div 3 =$

⑥ $24 + 47 =$

⑦ $37 - 24 =$

⑧ $46 - 9 =$

⑨ $3 \times 8 \times 3 =$

⑩ $40 - 4 =$

⑪ $8 + 12 =$

⑫ $4 \times 14 =$

⑬ $35 \times 6 =$

⑭ $5 + 0 + 6 =$

⑮ $42 - 38 =$

⑯ $3 \times 4 - 9 =$

⑰ $35 - 6 =$

⑱ $7 - 3 - 1 =$

⑲ $18 \div 9 =$

⑳ $33 - 21 =$

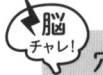 穴埋め計算問題を5題、自作してみよう！

前ページの　こたえ　①16 ②23 ③8 ④43 ⑤36 ⑥42 ⑦102 ⑧48 ⑨37 ⑩43 ⑪64 ⑫42 ⑬2 ⑭16 ⑮30 ⑯282 ⑰29 ⑱6 ⑲2 ⑳70　脳チャレ！…⑦

順をおって
考えよう **069**日目

| 学習日 | | 月 | 日 | 正答数 |
| 目標 | **2**分 | かかった時間 | 分 | / 1 |

★の位置までサイコロを転がすと，ア～エのうち
どのようになりますか。サイコロの向かいあう面
の目は，たすと 7 になります。

パズル

こたえ

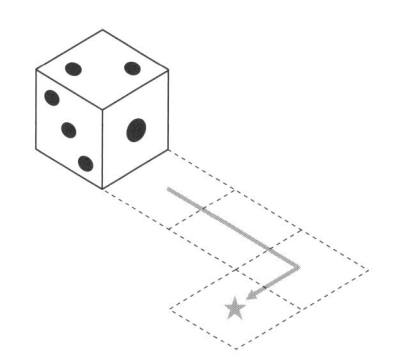

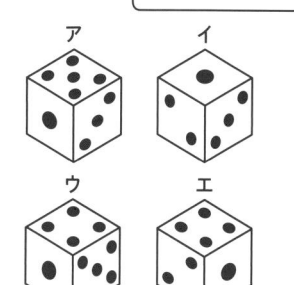

イメージ
してみよう **070**日目

| 学習日 | | 月 | 日 | 正答数 |
| 目標 | **2**分 | かかった時間 | 分 | / 1 |

下の展開図を組み立ててできる立体は，ア～エの
うちどれでしょう。

パズル

こたえ

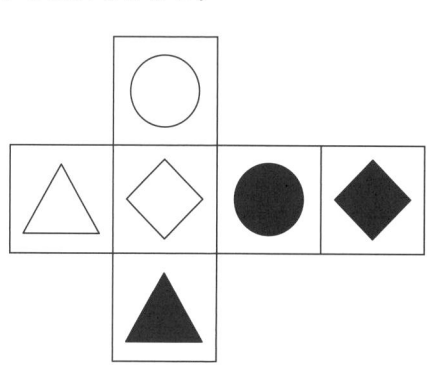

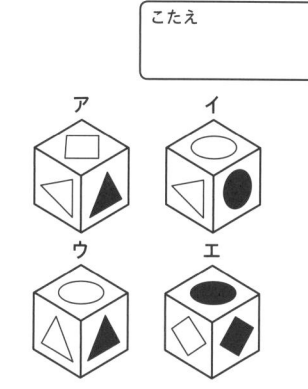

前ページの
こたえ ①18 ②20 ③8 ④136 ⑤9 ⑥71 ⑦13 ⑧37 ⑨72 ⑩36 ⑪20 ⑫56
⑬210 ⑭11 ⑮4 ⑯3 ⑰29 ⑱3 ⑲2 ⑳12

毎日こつこつ

071日目

四則演算

学習日　　　月　　　日

正答数

目標　かかった時間

3分　　　　　分

/ 20

次の計算をしましょう。

① $39 \div 3 =$

② $26 \times 2 =$

③ $44 - 2 =$

④ $4 + 13 =$

⑤ $2 - 0 - 2 =$

⑥ $2 \times 3 \times 5 =$

⑦ $3 \times 5 - 8 =$

⑧ $36 \div 9 =$

⑨ $44 - 20 =$

⑩ $5 \times 5 \times 5 =$

⑪ $3 \times 9 - 4 =$

⑫ $13 \div 13 =$

⑬ $46 - 40 =$

⑭ $37 - 8 =$

⑮ $15 \div 5 =$

⑯ $5 \times 17 =$

⑰ $42 - 38 =$

⑱ $30 \div 5 =$

⑲ $32 \div 2 =$

⑳ $25 + 2 =$

脳チャレ！ かけると 12 になる 2 つの数の組み合せを全部こたえよう！

次の計算をしましょう。

① $22 \times 2 =$

② $38 - 22 =$

③ $3 \times 6 - 4 =$

④ $6 - 4 + 1 =$

⑤ $1 + 4 \times 2 =$

⑥ $3 + 40 =$

⑦ $13 + 45 =$

⑧ $33 \div 11 =$

⑨ $26 \times 9 =$

⑩ $5 \times 31 =$

⑪ $47 - 17 =$

⑫ $2 + 28 =$

⑬ $35 + 42 =$

⑭ $8 \times 25 =$

⑮ $23 + 11 =$

⑯ $46 + 48 =$

⑰ $12 \div 3 =$

⑱ $35 \times 9 =$

⑲ $40 \div 4 =$

⑳ $3 \times 1 \times 7 =$

 脳チャレ！ **60 から 11 ずつひいてみよう！（こたえは声に出して）**

前ページの
こたえ
①13 ②52 ③42 ④17 ⑤0 ⑥30 ⑦7 ⑧4 ⑨24 ⑩125 ⑪23 ⑫1 ⑬6
⑭29 ⑮3 ⑯85 ⑰4 ⑱6 ⑲16 ⑳27 　脳チャレ！…1と12, 2と6, 3と4

81

次の□にあてはまる数, もしくは符号（＋, −, ×, ÷）をこたえましょう。

① □ ＋31＝58

② 8 □ 2＝10

③ □ ÷5＝12

④ □ ＋3＝46

⑤ □ ＋24＝28

⑥ 10 □ 5＝15

⑦ 46 − □ ＝4

⑧ □ ＋48＝63

⑨ 46 − □ ＝26

⑩ □ ÷8＝3

⑪ □ ＋2＝11

⑫ □ −29＝3

⑬ □ −4＝12

⑭ 12＋ □ ＝40

⑮ □ ×24＝120

⑯ 10 □ 2＝20

⑰ 6 □ 2＝4

⑱ □ −15＝32

⑲ 54÷ □ ＝3

⑳ 8× □ ＝288

 脳チャレ！

2 から 7 までの数を全部たしてみよう！

次の計算をしましょう。

① $44 \times 7 =$

② $45 - 43 =$

③ $24 - 8 =$

④ $4 \times 6 \times 2 =$

⑤ $10 \times 15 =$

⑥ $9 + 8 =$

⑦ $45 - 33 =$

⑧ $2 \times 0 + 3 =$

⑨ $4 \times 28 =$

⑩ $22 + 32 =$

⑪ $31 - 16 =$

⑫ $25 \div 5 =$

⑬ $2 \times 9 \times 7 =$

⑭ $0 - 6 + 7 =$

⑮ $9 + 38 =$

⑯ $29 \times 9 =$

⑰ $2 - 2 \times 1 =$

⑱ $32 \div 2 =$

⑲ $30 \div 15 =$

⑳ $40 + 8 =$

脳チャレ！ ⑦$\frac{3}{4}$と⑦$\frac{4}{5}$で、どちらが大きいかこたえよう！

前ページの
こたえ　①27 ②＋ ③60 ④43 ⑤4 ⑥＋ ⑦42 ⑧15 ⑨20 ⑩24 ⑪9 ⑫32
⑬16 ⑭28 ⑮5 ⑯× ⑰－ ⑱47 ⑲18 ⑳36　脳チャレ！…27

83

がむしゃらに解く

075日目

四則演算

学習日　　　月　　　日

目標 **2**分　かかった時間　　　分

正答数　/ 20

次の計算をしましょう。

① $39 - 35 =$

② $3 \times 23 =$

③ $6 - 2 + 1 =$

④ $8 \div 1 =$

⑤ $2 \times 3 \times 3 =$

⑥ $6 - 3 + 5 =$

⑦ $32 - 19 =$

⑧ $25 \times 5 =$

⑨ $21 \div 3 =$

⑩ $2 \times 19 =$

⑪ $1 \times 2 + 4 =$

⑫ $51 \div 3 =$

⑬ $16 + 20 =$

⑭ $49 \times 0 =$

⑮ $17 + 13 =$

⑯ $32 \div 8 =$

⑰ $41 + 46 =$

⑱ $23 \times 30 =$

⑲ $47 - 13 =$

⑳ $29 - 25 =$

 脳チャレ！ 新しくだれか1人の誕生日を覚えよう！

前ページの ●こたえ
①308 ②2 ③16 ④48 ⑤150 ⑥17 ⑦12 ⑧3 ⑨112 ⑩54 ⑪15 ⑫5 ⑬126 ⑭1 ⑮47 ⑯261 ⑰0 ⑱16 ⑲2 ⑳48　脳チャレ！…⑦

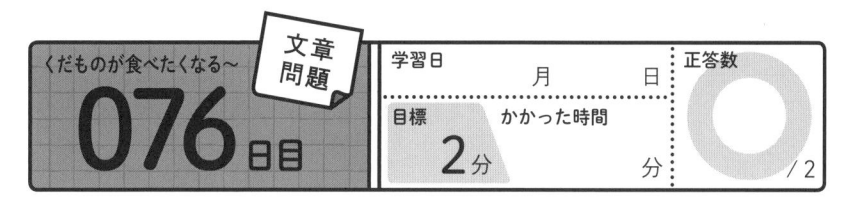

1 いちばん多いくだものは, ア〜カのうち, どれでしょう。

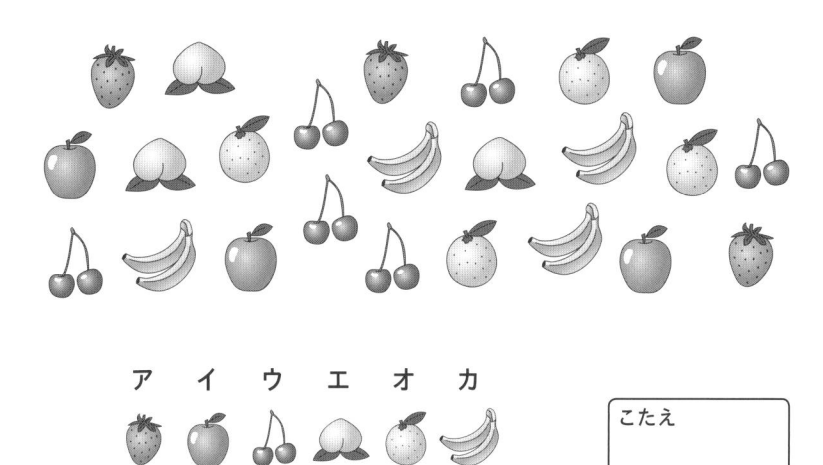

ア	イ	ウ	エ	オ	カ

こたえ

2 左のサイコロを参考にして, 右の「?」の目 の数をこたえましょう。サイコロの向いあう 目は, たすと7になります。

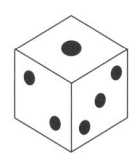 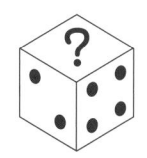

こたえ

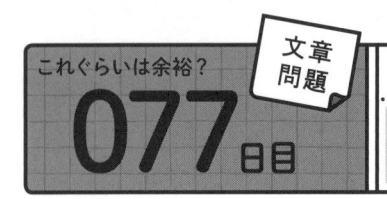

これぐらいは余裕？

文章問題

077日目

学習日　　　月　　　日

目標 **4**分　かかった時間　　　分

正答数 /9

1 次の問題にこたえましょう。

計 算

① Aさんは，平日，たばこを 10 本吸い，日曜日は平日の 2.5 倍の本数を吸います。Aさんが日曜日に吸うたばこの本数は何本ですか。

①

② 駅から出発したバスに 24 人の乗客が乗っていました。駅から 3 つ目のバス停で 6 人の乗客が降りました。バスに残っている乗客は何人ですか。

②

③ 1 人 15 分で 50kg の荷物を移動します。3 人で荷物の移動を行うと 45 分で何 kg の荷物を移動できますか。

③

2 となりどうしの◯の中の数をたすと，上の◯の中の数になります。ア～カにあてはまる数をこたえましょう。

パズル

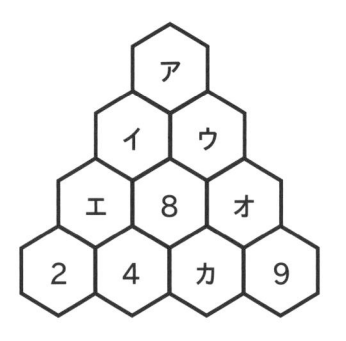

ア	イ
ウ	エ
オ	カ

前ページのこたえ　1 ウ　2 6

いつもとちがう場所でトライ

四則演算

078日目

学習日　　　月　　　日

目標 3分　　かかった時間　　分

正答数 / 20

次の計算をしましょう。

① $30 \times 27 =$ ☐

② $3 \times 2 \times 7 =$ ☐

③ $21 + 7 =$ ☐

④ $17 - 13 =$ ☐

⑤ $20 \times 48 =$ ☐

⑥ $45 \div 3 =$ ☐

⑦ $12 + 2 =$ ☐

⑧ $32 \times 5 =$ ☐

⑨ $37 - 13 =$ ☐

⑩ $2 + 5 + 2 =$ ☐

⑪ $44 - 11 =$ ☐

⑫ $21 \div 21 =$ ☐

⑬ $4 + 2 \times 9 =$ ☐

⑭ $2 \times 5 + 0 =$ ☐

⑮ $1 + 9 \times 2 =$ ☐

⑯ $4 \times 18 =$ ☐

⑰ $46 \times 2 =$ ☐

⑱ $30 \div 6 =$ ☐

⑲ $27 + 13 =$ ☐

⑳ $42 - 37 =$ ☐

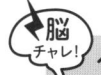
脳チャレ！ 11×21 を暗算してみよう！

87

学習日			正答数
	月	日	
目標	かかった時間		
3分		分	/20

次の計算をしましょう。

① $25 \div 25 =$

② $4 + 7 \times 3 =$

③ $40 \times 3 =$

④ $22 + 16 =$

⑤ $8 - 4 + 4 =$

⑥ $4 \times 2 \times 0 =$

⑦ $54 - 4 =$

⑧ $38 \div 19 =$

⑨ $11 \times 25 =$

⑩ $3 \times 36 =$

⑪ $3 \times 1 - 2 =$

⑫ $5 + 3 \times 6 =$

⑬ $49 \div 7 =$

⑭ $31 + 3 =$

⑮ $42 \div 21 =$

⑯ $9 + 4 - 5 =$

⑰ $7 \times 28 =$

⑱ $14 \div 7 =$

⑲ $3 \times 4 \times 8 =$

⑳ $3 \times 45 =$

脳チャレ！ 70から12ずつひいてみよう！（こたえは声に出して）

前ページのこたえ ①810 ②42 ③28 ④4 ⑤960 ⑥15 ⑦14 ⑧160 ⑨24 ⑩9 ⑪33 ⑫1 ⑬22 ⑭10 ⑮19 ⑯72 ⑰92 ⑱5 ⑲40 ⑳5　脳チャレ！…231

次の□にあてはまる数,もしくは符号(+, −, ×, ÷)をこたえましょう。

① $37 + \boxed{} = 81$

② $\boxed{} - 27 = 22$

③ $32 \boxed{} 2 = 30$

④ $\boxed{} \div 25 = 2$

⑤ $\boxed{} + 0 = 45$

⑥ $17 + \boxed{} = 57$

⑦ $25 \boxed{} 5 = 5$

⑧ $36 + \boxed{} = 82$

⑨ $\boxed{} \div 7 = 6$

⑩ $46 + \boxed{} = 73$

⑪ $63 \div \boxed{} = 7$

⑫ $37 \boxed{} 37 = 1$

⑬ $\boxed{} \times 31 = 62$

⑭ $27 \div \boxed{} = 1$

⑮ $\boxed{} \times 33 = 99$

⑯ $\boxed{} + 3 = 16$

⑰ $9 \times \boxed{} = 261$

⑱ $32 \div \boxed{} = 2$

⑲ $\boxed{} - 13 = 4$

⑳ $15 \boxed{} 15 = 0$

 脳チャレ! **3から8までの数を全部たしてみよう!**

89

ドリルは百薬の長

081日目

四則演算

学習日　　　月　　　日

目標 **3**分　かかった時間　　分

正答数　／20

次の計算をしましょう。

① $20-3=$

② $38\times3=$

③ $42\div3=$

④ $30-11=$

⑤ $3\times43=$

⑥ $19+9=$

⑦ $40+46=$

⑧ $9\times33=$

⑨ $36-31=$

⑩ $28\div2=$

⑪ $2\times4+5=$

⑫ $41+36=$

⑬ $48\div4=$

⑭ $48\times5=$

⑮ $34-13=$

⑯ $25+43=$

⑰ $44\div2=$

⑱ $4\times23=$

⑲ $12+39=$

⑳ $41-35=$

脳チャレ！　⑦$\frac{1}{3}$と④$\frac{2}{5}$で、どちらが大きいかこたえよう！

90

前ページの ❷こたえ　①44 ②49 ③－ ④50 ⑤45 ⑥40 ⑦÷ ⑧46 ⑨42 ⑩27 ⑪9 ⑫÷ ⑬2 ⑭27 ⑮3 ⑯13 ⑰29 ⑱16 ⑲17 ⑳－ 脳チャレ！…33

次の計算をしましょう。

① $47 + 42 =$

② $3 \times 44 =$

③ $9 + 15 =$

④ $39 \div 39 =$

⑤ $39 - 38 =$

⑥ $25 + 22 =$

⑦ $2 \times 9 \times 5 =$

⑧ $22 \times 6 =$

⑨ $48 - 34 =$

⑩ $36 \times 11 =$

⑪ $5 \times 4 \times 4 =$

⑫ $46 - 39 =$

⑬ $1 + 1 \times 4 =$

⑭ $2 + 16 =$

⑮ $38 \div 2 =$

⑯ $32 - 29 =$

⑰ $4 \times 48 =$

⑱ $40 + 39 =$

⑲ $4 - 1 - 3 =$

⑳ $3 \times 7 \times 8 =$

 脳チャレ！ 先週覚えた誕生日を覚えているか確認しよう！

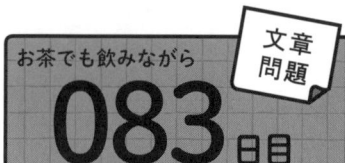

1 左のマスの図形とちがっているのは，右のマスのどの図形でしょうか。

さがす

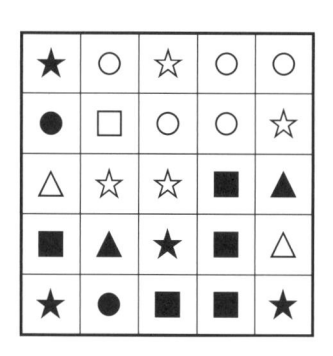
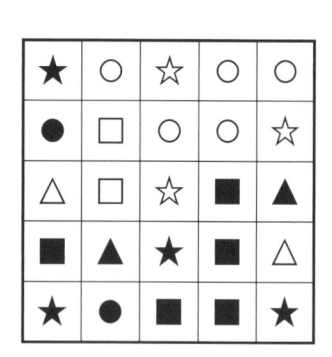

ア…★　　イ…●　　ウ…▲　　エ…■
オ…☆　　カ…○　　キ…△　　ク…□

こたえ

2 映画を見ていました。何時間何分たったでしょう。

計算

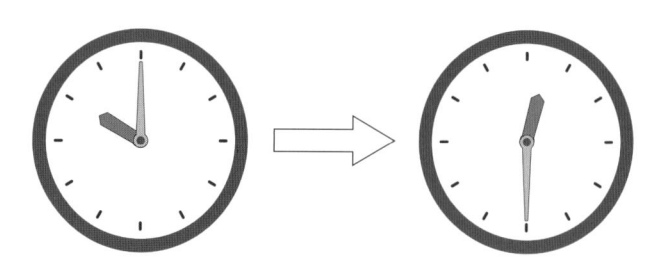

こたえ

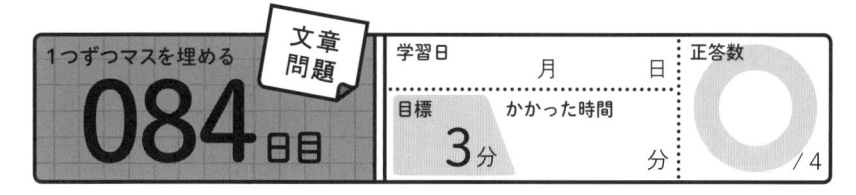

1つずつマスを埋める

文章問題

084 日目

学習日　　　月　　　日

目標 **3分**　かかった時間　　分

正答数　/ 4

1 ア，イにあてはまる人数をこたえましょう。 計算

		姉妹		合計
		いる	いない	
兄弟	いる		11人	ア
	いない	15人		21人
合計		25人	イ	

ア

イ

2 次のルールにしたがって，あいているマスに数を入れます。ア，イに入る数をこたえましょう。 パズル

《ルール》 (1) 太い枠の4マスに，1, 2, 3, 4が必ず1つずつ入る。
(2) 縦1列，横1行に，1, 2, 3, 4が必ず1つずつ入る。

2	1		3
3	4		
ア			1
	イ	2	

ア

イ

1歩ずつ前進

085日目

四則演算

学習日　　　月　　　日

正答数

目標　　かかった時間

3分　　　　　　分

/ 20

次の計算をしましょう。

① 39 + 7 =

② 48 − 29 =

③ 33 ÷ 11 =

④ 29 + 22 =

⑤ 26 × 9 =

⑥ 5 + 0 =

⑦ 2 × 8 × 7 =

⑧ 42 − 23 =

⑨ 48 ÷ 3 =

⑩ 2 × 0 + 4 =

⑪ 34 × 3 =

⑫ 38 − 23 =

⑬ 47 + 1 =

⑭ 5 + 33 =

⑮ 6 − 0 − 4 =

⑯ 4 × 37 =

⑰ 40 ÷ 4 =

⑱ 49 − 24 =

⑲ 26 + 12 =

⑳ 35 × 9 =

 脳チャレ！ 11 × 22 を暗算してみよう！

前ページの●こたえ 1 ア 21人 イ 17人　2 ア 4 イ 3

3分で脳を活性化！

086日目

四則演算

学習日　　　月　　　日

目標 **3**分　かかった時間　　　分

正答数　/20

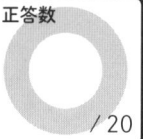

次の計算をしましょう。

① $2 \times 49 =$

② $41 \times 11 =$

③ $37 + 11 =$

④ $14 - 14 =$

⑤ $1 + 12 =$

⑥ $7 - 2 \times 0 =$

⑦ $44 \div 4 =$

⑧ $31 - 9 =$

⑨ $42 + 30 =$

⑩ $35 - 22 =$

⑪ $49 + 42 =$

⑫ $29 + 24 =$

⑬ $38 - 15 =$

⑭ $3 \times 6 \times 5 =$

⑮ $4 + 7 \times 4 =$

⑯ $48 \div 12 =$

⑰ $33 + 13 =$

⑱ $7 - 3 - 4 =$

⑲ $1 + 31 =$

⑳ $3 - 4 + 2 =$

脳チャレ！ **80 から 13 ずつひいてみよう！（こたえは声に出して）**

次の□にあてはまる数, もしくは符号（＋, －, ×, ÷）をこたえましょう。

① $\boxed{} + 23 = 68$

② $7 \times \boxed{} = 287$

③ $\boxed{} \times 10 = 230$

④ $\boxed{} + 7 = 50$

⑤ $14 \boxed{} 7 = 2$

⑥ $\boxed{} - 4 = 12$

⑦ $\boxed{} - 26 = 22$

⑧ $22 - \boxed{} = 18$

⑨ $18 \boxed{} 9 = 9$

⑩ $\boxed{} + 27 = 45$

⑪ $\boxed{} - 15 = 34$

⑫ $\boxed{} \times 5 = 210$

⑬ $49 - \boxed{} = 46$

⑭ $25 + \boxed{} = 42$

⑮ $21 \boxed{} 7 = 14$

⑯ $\boxed{} \times 9 = 288$

⑰ $44 - \boxed{} = 30$

⑱ $29 - \boxed{} = 10$

⑲ $\boxed{} + 30 = 79$

⑳ $44 \div \boxed{} = 4$

 脳チャレ！ **4から9までの数を全部たしてみよう！**

前ページの　こたえ
①98 ②451 ③48 ④0 ⑤13 ⑥7 ⑦11 ⑧22 ⑨72 ⑩13 ⑪91 ⑫53 ⑬23
⑭90 ⑮32 ⑯4 ⑰46 ⑱0 ⑲32 ⑳1　脳チャレ！…67, 54, 41, 28, 15, 2

96

次の計算をしましょう。

① $36 \div 2 =$

② $39 + 39 =$

③ $3 \times 6 \times 3 =$

④ $22 + 5 =$

⑤ $6 \times 49 =$

⑥ $8 - 2 - 3 =$

⑦ $39 + 23 =$

⑧ $31 + 22 =$

⑨ $30 - 15 =$

⑩ $18 + 34 =$

⑪ $36 \div 4 =$

⑫ $1 + 6 + 8 =$

⑬ $24 + 38 =$

⑭ $3 \times 34 =$

⑮ $48 \div 24 =$

⑯ $5 \times 33 =$

⑰ $15 + 29 =$

⑱ $21 \times 4 =$

⑲ $32 - 21 =$

⑳ $7 - 1 \times 3 =$

 脳チャレ！ ⑦ $\frac{4}{9}$ と ⑦ $\frac{2}{5}$ で、どちらが大きいかこたえよう！

前ページの こたえ ①45 ②41 ③23 ④43 ⑤÷ ⑥16 ⑦48 ⑧4 ⑨− ⑩18 ⑪49 ⑫42 ⑬3 ⑭17 ⑮− ⑯32 ⑰14 ⑱19 ⑲49 ⑳11　脳チャレ！…39

順調♪順調♪
089日目

四則演算

学習日　　　月　　　日

目標 **2**分　かかった時間　　分

正答数　　/20

次の計算をしましょう。

① $3+5+9=$

② $32+8=$

③ $18÷2=$

④ $17+28=$

⑤ $44+3=$

⑥ $35×8=$

⑦ $31-14=$

⑧ $15×5=$

⑨ $50÷25=$

⑩ $19-17=$

⑪ $54÷2=$

⑫ $2×15=$

⑬ $27-5=$

⑭ $30+26=$

⑮ $49+47=$

⑯ $5×7×2=$

⑰ $45÷9=$

⑱ $19+47=$

⑲ $42-37=$

⑳ $48÷16=$

脳チャレ！　電話番号を1件、新しく覚えよう！

前ページの●こたえ　①18 ②78 ③54 ④27 ⑤294 ⑥3 ⑦62 ⑧53 ⑨15 ⑩52 ⑪9 ⑫15 ⑬62 ⑭102 ⑮2 ⑯165 ⑰44 ⑱84 ⑲11 ⑳4　脳チャレ！…⑦

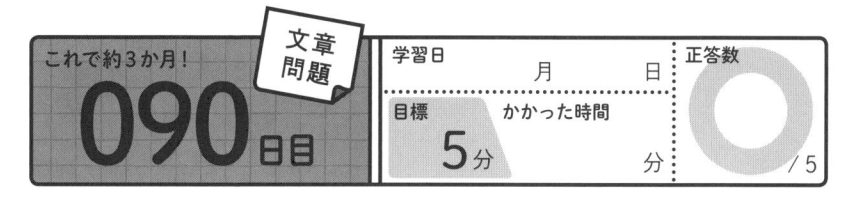

これで約3か月！

090日目

文章問題

学習日　　　　月　　　　日

目標 **5**分　かかった時間　　　分

正答数　／5

---

1 次の漢字で書かれた数を，数字で書きなおしましょう。　計算

① 二十九億四千九百四万七千

① [　　　　　]

② 三百四億七千五百四十万二十九

② [　　　　　]

③ 三千八百億九十一万千三百八十

③ [　　　　　]

---

2 下の所持金の中からいくらか出して，ある商品を買ったところ，140円のおつりがきました。いくら出して，ア～エのどの商品を買ったのか，こたえましょう。　計算

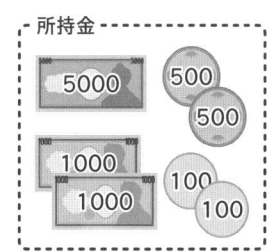

所持金

5000　500　500　1000　1000　100　100

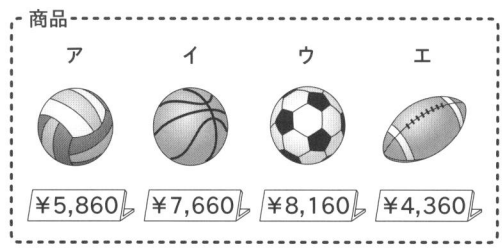

商品

ア　　　　イ　　　　ウ　　　　エ

¥5,860　¥7,660　¥8,160　¥4,360

出した金額 [　　　　　]　　商品 [　　　　　]

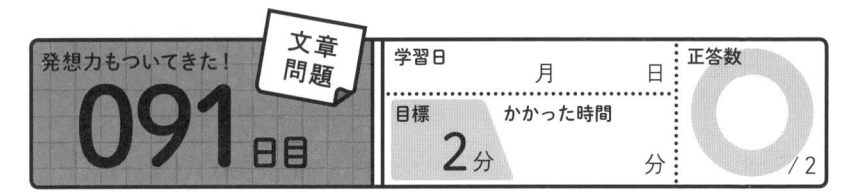

発想力もついてきた！ 文章問題

091日目

学習日　　月　　日
目標 2分　かかった時間　　分
正答数 /2

---

1 1つだけ他とちがう図形がまぎれています。さがして，A − 1のように記号でこたえましょう。 さがす

	1	2	3	4	5	6
A						
B						
C						
D						

こたえ

---

2 次の図形を 180 度回転させるとどうなりますか。記号でこたえましょう。 図形

こたえ

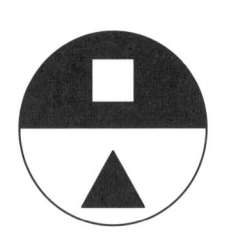

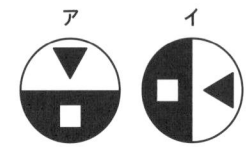
ア　　イ　　ウ　　エ

前ページの
こたえ

1 ① 2,949,047,000 ② 30,475,400,029 ③ 380,000,911,380
2 （出した金額）6,000 円 （商品）ア

100

なに算が好きですか？

四則演算

092日目

学習日　　　月　　　日

目標 **3**分　かかった時間　　分

正答数　／20

次の計算をしましょう。

① $2 + 12 =$

② $24 \div 4 =$

③ $18 - 13 =$

④ $4 \times 43 =$

⑤ $33 + 22 =$

⑥ $44 - 39 =$

⑦ $2 + 7 \times 4 =$

⑧ $45 - 31 =$

⑨ $39 - 35 =$

⑩ $26 \div 13 =$

⑪ $40 \times 16 =$

⑫ $0 \times 3 \times 9 =$

⑬ $24 - 19 =$

⑭ $8 + 18 =$

⑮ $16 - 13 =$

⑯ $1 \times 4 + 2 =$

⑰ $9 \times 12 =$

⑱ $35 \div 7 =$

⑲ $11 + 39 =$

⑳ $5 \times 34 =$

脳チャレ！ 11×23 を暗算してみよう！

前ページの こたえ　1 C－2　2 ア

101

ときには牛歩でも

四則演算

093日目

学習日		正答数
月　日		
目標	かかった時間	
3分	分	/20

次の計算をしましょう。

① $37 \times 8 =$

② $30 \div 6 =$

③ $21 + 24 =$

④ $41 - 36 =$

⑤ $49 \div 7 =$

⑥ $3 \times 3 - 0 =$

⑦ $10 + 38 =$

⑧ $33 - 11 =$

⑨ $36 \div 6 =$

⑩ $42 \div 6 =$

⑪ $27 + 28 =$

⑫ $38 + 20 =$

⑬ $2 - 1 + 5 =$

⑭ $8 \times 27 =$

⑮ $12 \times 40 =$

⑯ $9 + 20 =$

⑰ $44 + 27 =$

⑱ $4 \times 4 \times 3 =$

⑲ $21 - 3 =$

⑳ $60 \div 2 =$

 脳チャレ！ 90 から 14 ずつひいてみよう！（こたえは声に出して）

正座で解いてみますか

穴埋め

094日目

学習日　　　月　　　日

目標 **3分**　かかった時間　　分

正答数　/20

次の□にあてはまる数,もしくは符号(+, −, ×, ÷)をこたえましょう。

① □ − 11 = 34

② □ × 9 = 243

③ 11 ÷ □ = 11

④ 8 □ 4 = 12

⑤ □ × 18 = 180

⑥ 46 ÷ □ = 2

⑦ 9 ÷ □ = 3

⑧ □ + 49 = 97

⑨ 9 − □ = 9

⑩ □ × 1 = 49

⑪ 4 × □ = 100

⑫ 23 + □ = 63

⑬ 12 □ 3 = 4

⑭ 8 × □ = 112

⑮ □ + 10 = 21

⑯ 48 ÷ □ = 6

⑰ 49 □ 7 = 56

⑱ 20 − □ = 2

⑲ □ − 20 = 18

⑳ □ × 6 = 126

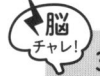 脳チャレ！

3 から 9 までの数を全部たしてみよう！

103

よくぞページを開いてくれた

四則演算

095日目

学習日　　　　月　　　　日

目標 **3分**　かかった時間　　　分

正答数　　/ 20

次の計算をしましょう。

① $27 \div 3 =$

② $4 \times 45 =$

③ $45 \div 5 =$

④ $48 - 30 =$

⑤ $4 \times 2 + 3 =$

⑥ $8 \div 4 =$

⑦ $20 \times 7 =$

⑧ $4 \div 1 =$

⑨ $39 \times 2 =$

⑩ $45 \div 3 =$

⑪ $33 \times 7 =$

⑫ $25 + 38 =$

⑬ $2 + 1 \times 9 =$

⑭ $11 \times 40 =$

⑮ $4 \times 2 - 3 =$

⑯ $15 + 5 =$

⑰ $34 \div 17 =$

⑱ $44 + 4 =$

⑲ $14 \times 40 =$

⑳ $39 + 6 =$

 脳チャレ！ ⑦$\frac{3}{7}$と⑦$\frac{2}{5}$で、どちらが大きいかこたえよう！

前ページの
●こたえ ①45 ②27 ③1 ④＋ ⑤10 ⑥23 ⑦3 ⑧48 ⑨0 ⑩49 ⑪25 ⑫40 ⑬÷
⑭14 ⑮11 ⑯8 ⑰＋ ⑱18 ⑲38 ⑳21　脳チャレ！…42

脳に心地よい負荷を
096日目
四則演算

学習日　　月　　日
目標 **2**分　かかった時間　　分
正答数　／20

次の計算をしましょう。

① 47−3＝

② 3＋39＝

③ 40−18＝

④ 4×35＝

⑤ 27÷9＝

⑥ 3×9−4＝

⑦ 2＋5×3＝

⑧ 7×11＝

⑨ 43＋44＝

⑩ 0＋17＝

⑪ 5×21＝

⑫ 34×5＝

⑬ 30÷5＝

⑭ 1＋44＝

⑮ 48−42＝

⑯ 8×2−8＝

⑰ 36÷3＝

⑱ 22×11＝

⑲ 19＋7＝

⑳ 3×4×5＝

脳チャレ！ 先週覚えた電話番号を覚えているか確認しよう！

前ページの
こたえ
①9 ②180 ③9 ④18 ⑤11 ⑥2 ⑦140 ⑧4 ⑨78 ⑩15 ⑪231 ⑫63
⑬11 ⑭440 ⑮5 ⑯20 ⑰2 ⑱48 ⑲560 ⑳45　脳チャレ！…⑦

105

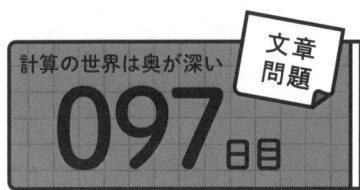

文章問題

097日目

学習日	月	日	正答数
目標 5分	かかった時間	分	/ 4

---

1 次のカードの中から5枚選んで，いちばん小さな5けたの数をつくりましょう。

パズル

1　9　2　0　8　6　4　0　7

3　7　4　1　5

こたえ

---

2 次の三角形の中の数は，ある決まりにしたがって並んでいます。「?」に入る数をこたえましょう。

パズル

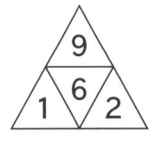 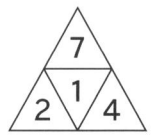 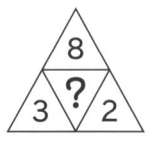

こたえ

---

3 次の問題にこたえましょう。

計算

① 29にある数をたすところを，間違えてひいてしまったら，答えが19になった。18にある数をたすと答えはいくつになりますか。

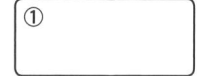
①

② 3丁目にある喫茶店で1つ380円のケーキと1杯120円のジュースのセットを家族4人で注文しました。全部でいくらになりますか。

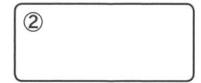
②

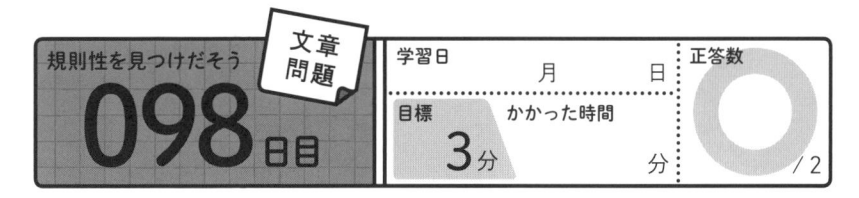

規則性を見つけだそう

文章問題

098日目

学習日　　　月　　　日

目標 3分　かかった時間　　　分

正答数　／2

1 図のように，マッチ棒を使って正方形をつくっていきます。正方形を15個つくるには，マッチ棒は全部で何本必要でしょう。

図形

こたえ

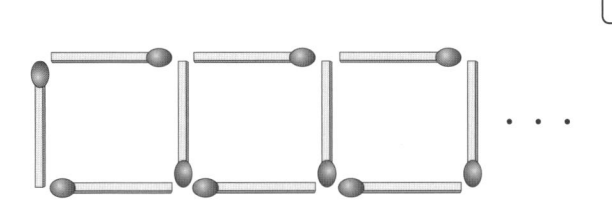

2 □にあてはまる図形を，ア～エから選びましょう。

図形

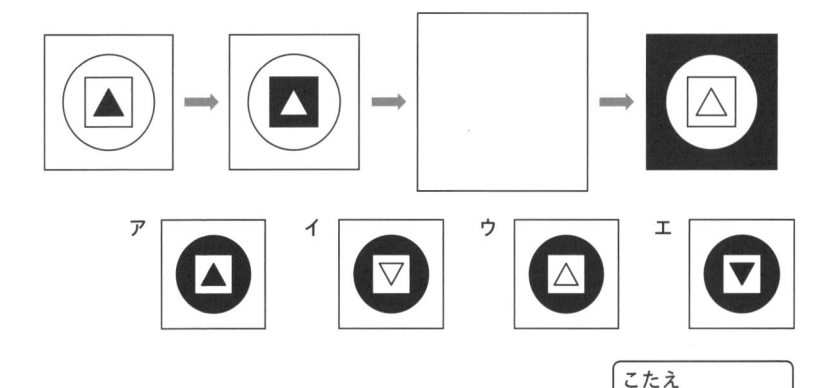

ア　　　　イ　　　　ウ　　　　エ

こたえ

次の計算をしましょう。

① $27 - 22 =$ ☐

② $26 \div 2 =$ ☐

③ $3 - 1 - 1 =$ ☐

④ $7 \times 44 =$ ☐

⑤ $44 + 10 =$ ☐

⑥ $39 + 41 =$ ☐

⑦ $2 + 5 + 4 =$ ☐

⑧ $29 + 13 =$ ☐

⑨ $45 - 36 =$ ☐

⑩ $13 + 43 =$ ☐

⑪ $32 + 36 =$ ☐

⑫ $20 \times 16 =$ ☐

⑬ $20 + 11 =$ ☐

⑭ $45 - 31 =$ ☐

⑮ $27 \div 3 =$ ☐

⑯ $20 + 42 =$ ☐

⑰ $6 \times 27 =$ ☐

⑱ $9 \times 2 - 2 =$ ☐

⑲ $0 \times 28 =$ ☐

⑳ $9 \div 1 - 1 =$ ☐

脳チャレ！ 11×24 を暗算してみよう！

 前ページのこたえ　1 46本　2 ウ

100日達成！

100日目

四則演算

学習日		
	月	日
目標	かかった時間	
3分		分

正答数

/ 20

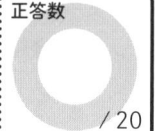

次の計算をしましょう。

① $42 - 31 =$

② $2 ÷ 2 + 7 =$

③ $2 + 33 =$

④ $5 × 24 =$

⑤ $36 - 22 =$

⑥ $28 × 4 =$

⑦ $35 ÷ 5 =$

⑧ $26 × 7 =$

⑨ $30 ÷ 6 =$

⑩ $44 - 16 =$

⑪ $25 + 35 =$

⑫ $19 - 10 =$

⑬ $37 - 30 =$

⑭ $3 - 2 ÷ 2 =$

⑮ $6 × 39 =$

⑯ $43 - 21 =$

⑰ $20 ÷ 4 =$

⑱ $26 - 18 =$

⑲ $48 ÷ 1 =$

⑳ $43 - 2 =$

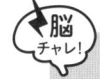

脳チャレ！ **100 から 15 ずつひいてみよう！（こたえは声に出して）**

109

次の□にあてはまる数,もしくは符号（＋, −, ×, ÷）をこたえましょう。

① $46 - \boxed{} = 22$

② $\boxed{} \times 9 = 108$

③ $24 + \boxed{} = 71$

④ $6 \boxed{} 2 = 3$

⑤ $\boxed{} + 36 = 67$

⑥ $5 \times \boxed{} = 80$

⑦ $39 \div \boxed{} = 3$

⑧ $43 - \boxed{} = 36$

⑨ $\boxed{} \div 14 = 4$

⑩ $\boxed{} + 47 = 88$

⑪ $37 - \boxed{} = 26$

⑫ $\boxed{} + 29 = 68$

⑬ $6 \div \boxed{} = 2$

⑭ $8 \boxed{} 2 = 16$

⑮ $\boxed{} \times 37 = 74$

⑯ $41 \boxed{} 14 = 27$

⑰ $\boxed{} \div 1 = 33$

⑱ $56 \div \boxed{} = 2$

⑲ $\boxed{} - 8 = 20$

⑳ $20 + \boxed{} = 69$

 脳チャレ！ **1 から 10 までの数を全部たしてみよう！**

次の計算をしましょう。

① $19 + 15 =$ 　　　　⑪ $58 \div 29 =$

② $72 - 22 =$ 　　　　⑫ $75 \times 10 =$

③ $55 \times 8 =$ 　　　　⑬ $63 + 47 =$

④ $7 \times 48 =$ 　　　　⑭ $23 + 2 + 4 =$

⑤ $29 - 7 =$ 　　　　⑮ $46 \div 23 =$

⑥ $69 - 42 =$ 　　　　⑯ $24 \div 8 =$

⑦ $76 + 32 =$ 　　　　⑰ $53 - 17 =$

⑧ $70 \times 5 =$ 　　　　⑱ $73 + 35 =$

⑨ $55 - 27 =$ 　　　　⑲ $54 \times 5 =$

⑩ $67 + 29 =$ 　　　　⑳ $26 \div 13 =$

 脳チャレ！ ㋐$\frac{3}{5}$と㋑$\frac{5}{8}$で、どちらが大きいかこたえよう！

前ページの
こたえ
①24 ②12 ③47 ④÷ ⑤31 ⑥16 ⑦13 ⑧7 ⑨56 ⑩41 ⑪11 ⑫39
⑬3 ⑭× ⑮2 ⑯− ⑰33 ⑱28 ⑲28 ⑳49　脳チャレ！…55

できる　できる！
103日目

四則演算

学習日　　　月　　　日

目標 **2**分　かかった時間　　分

正答数　/ 20

次の計算をしましょう。

① $30 \times 24 =$

② $5 \times 28 =$

③ $4 \div 2 - 1 =$

④ $54 - 36 =$

⑤ $64 + 35 =$

⑥ $73 \times 10 =$

⑦ $31 + 10 =$

⑧ $51 - 44 =$

⑨ $62 + 49 =$

⑩ $47 - 17 =$

⑪ $69 \times 7 =$

⑫ $43 + 19 =$

⑬ $57 + 6 =$

⑭ $74 + 7 =$

⑮ $34 \div 2 =$

⑯ $42 - 3 =$

⑰ $75 \div 25 =$

⑱ $28 + 38 =$

⑲ $3 \times 8 \times 4 =$

⑳ $70 \div 5 =$

 脳チャレ！ **計算問題を5題、自作してみよう！**

前ページの こたえ　①34 ②50 ③440 ④336 ⑤22 ⑥27 ⑦108 ⑧350 ⑨28 ⑩96 ⑪2 ⑫750 ⑬110 ⑭29 ⑮2 ⑯3 ⑰36 ⑱108 ⑲270 ⑳2　脳チャレ！…①

いちばん重いものはどれでしょう。　　計算

こたえ

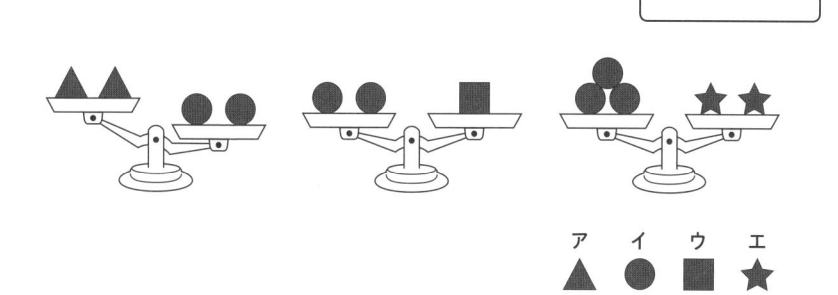

```
ア    イ    ウ    エ
▲    ●    ■    ★
```

次のようなつり合いの関係があるとき，どれをの
せるとつり合うでしょう。　　計算

こたえ

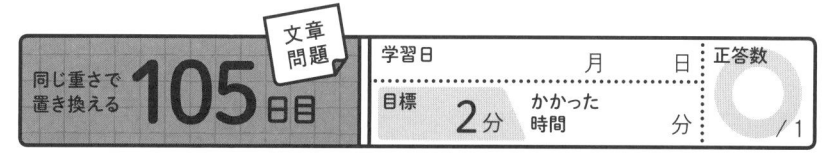

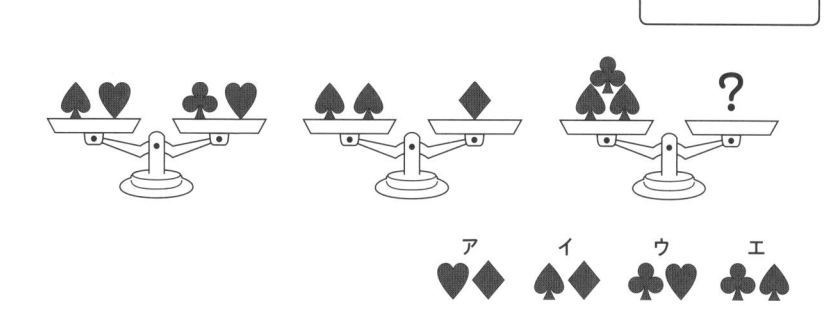

全問正解をめざす

四則演算

106日目

学習日　　　月　　　日

正答数

目標 **3**分　かかった時間　　分　／20

次の計算をしましょう。

① $6 \times 35 =$

② $72 \times 7 =$

③ $74 - 38 =$

④ $74 + 26 =$

⑤ $79 + 3 =$

⑥ $46 \div 23 =$

⑦ $37 + 44 =$

⑧ $5 \times 27 =$

⑨ $43 - 28 =$

⑩ $9 \times 16 =$

⑪ $15 - 4 =$

⑫ $52 \div 2 =$

⑬ $49 - 20 =$

⑭ $8 - 1 \times 8 =$

⑮ $67 + 17 =$

⑯ $0 \times 4 + 5 =$

⑰ $42 + 41 =$

⑱ $41 - 35 =$

⑲ $4 + 9 \times 6 =$

⑳ $4 \times 32 =$

脳チャレ！ 1人しりとりで30語に挑戦しよう！

暑い日も寒い日も…

107日目

四則演算

学習日　　　月　　　日

目標 **3分**　かかった時間　　分

正答数　／20

次の計算をしましょう。

① 19−2=

② 53−46=

③ 69−43=

④ 58+16=

⑤ 67×3=

⑥ 24+28=

⑦ 63÷21=

⑧ 40+11=

⑨ 15−4−3=

⑩ 12+3+9=

⑪ 66+41=

⑫ 64÷16=

⑬ 50+12=

⑭ 72÷3=

⑮ 48+20=

⑯ 7×4×6=

⑰ 51÷3=

⑱ 32+45=

⑲ 2+2×12=

⑳ 63÷7=

 脳チャレ！ **2000円の8%を計算してみよう！** 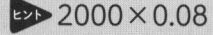 ヒント 2000×0.08

次の□にあてはまる数, もしくは符号（＋, −, ×, ÷）をこたえましょう。

① $\boxed{} - 21 = 30$

② $\boxed{} + 40 = 93$

③ $54 - \boxed{} = 52$

④ $73 + \boxed{} = 77$

⑤ $35 - \boxed{} = 28$

⑥ $\boxed{} \times 20 = 840$

⑦ $3 \boxed{} 3 = 1$

⑧ $\boxed{} + 36 = 56$

⑨ $3 \times \boxed{} = 159$

⑩ $\boxed{} + 23 = 97$

⑪ $16 \boxed{} 4 = 12$

⑫ $69 \div \boxed{} = 3$

⑬ $\boxed{} \times 25 = 100$

⑭ $\boxed{} \times 9 = 405$

⑮ $48 \div \boxed{} = 16$

⑯ $15 \boxed{} 3 = 5$

⑰ $39 + \boxed{} = 43$

⑱ $34 + \boxed{} = 66$

⑲ $\boxed{} \times 3 = 99$

⑳ $\boxed{} - 4 = 44$

 脳チャレ！ **11 から 13 までの数を全部たしてみよう！**

前ページの
●こたえ
①17 ②7 ③26 ④74 ⑤201 ⑥52 ⑦3 ⑧51 ⑨8 ⑩24 ⑪107 ⑫4
⑬62 ⑭24 ⑮68 ⑯168 ⑰17 ⑱77 ⑲26 ⑳9　脳チャレ！…160 円

116

積み重ねがだいじ
109日目
四則演算

学習日　　　月　　　日
目標　かかった時間
3分　　　分
正答数
/20

次の計算をしましょう。

① 61×5＝

② 32＋48＝

③ 57÷3＝

④ 71×4＝

⑤ 39－21＝

⑥ 71＋30＝

⑦ 3×4－10＝

⑧ 4×17＝

⑨ 28÷14＝

⑩ 3×49＝

⑪ 2＋12＋9＝

⑫ 6×23＝

⑬ 54－1＝

⑭ 37＋47＝

⑮ 15×2－5＝

⑯ 41＋43＝

⑰ 60÷15＝

⑱ 70－17＝

⑲ 72×2＝

⑳ 14÷7＝

脳チャレ！　月曜日の3日後は何曜日かこたえよう！

前ページの
こたえ
①51 ②53 ③2 ④4 ⑤7 ⑥42 ⑦÷ ⑧20 ⑨53 ⑩74 ⑪－ ⑫23 ⑬4
⑭45 ⑮3 ⑯÷ ⑰4 ⑱32 ⑲33 ⑳48　脳チャレ！…36

117

次の計算をしましょう。

① $81 \div 9 =$

② $21 + 15 =$

③ $4 \times 6 - 1 =$

④ $42 + 48 =$

⑤ $66 + 75 =$

⑥ $6 + 2 + 15 =$

⑦ $52 \times 3 =$

⑧ $45 + 26 =$

⑨ $40 \times 19 =$

⑩ $16 \div 2 + 5 =$

⑪ $47 - 5 =$

⑫ $34 - 32 =$

⑬ $17 + 45 =$

⑭ $64 \div 2 =$

⑮ $2 \times 75 =$

⑯ $14 - 4 \div 4 =$

⑰ $34 - 24 =$

⑱ $36 \div 3 =$

⑲ $11 + 5 - 2 =$

⑳ $53 \times 9 =$

 脳チャレ！　自分の生年の4つの数をすべてたしてみよう！（例：1965年…1＋9＋6＋5）

前ページの
こたえ
①305 ②80 ③19 ④284 ⑤18 ⑥101 ⑦2 ⑧68 ⑨2 ⑩147 ⑪23
⑫138 ⑬53 ⑭84 ⑮25 ⑯84 ⑰4 ⑱53 ⑲144 ⑳2　脳チャレ！…木曜日

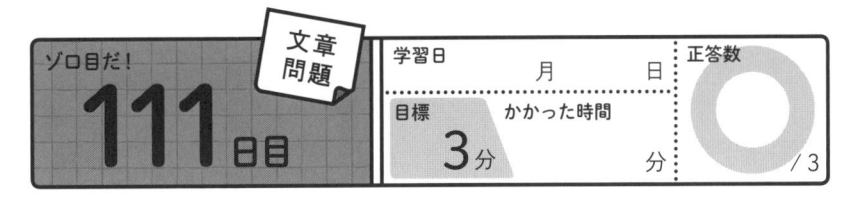

ゾロ目だ！

111 日目

文章問題

学習日　　　月　　　日

正答数

目標 **3**分　　かかった時間　　　分

/ 3

1 次の漢字のうち，その意味と大きさが合っているものは，いくつあるでしょう。 さがす

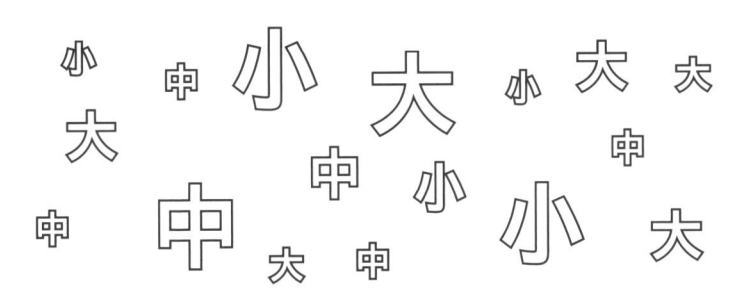

こたえ

2 縦・横・斜めの数をたすと 15 になるように，1〜9までの数を1つずつ入れます。ア，イに入る数をこたえましょう。 パズル

	ア	
3	5	7
イ		6

ア

イ

前ページのこたえ　①9 ②36 ③23 ④90 ⑤141 ⑥23 ⑦156 ⑧71 ⑨760 ⑩13 ⑪42 ⑫2 ⑬62 ⑭32 ⑮150 ⑯13 ⑰10 ⑱12 ⑲14 ⑳477

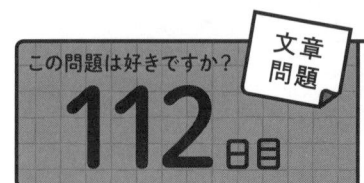

文章問題

この問題は好きですか？

112日目

学習日　　　月　　　日

目標 **3**分　　かかった時間　　　分

正答数　　／7

1 となりどうしの ⬡ の中の数をたすと，上の ⬡ の中の数になります。ア〜カにあてはまる数をこたえましょう。

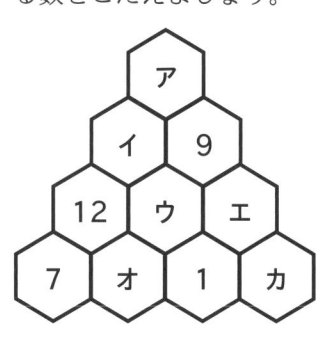

ア	イ
ウ	エ
オ	カ

2 いちばん多いくだものは，ア〜カのうち，どれでしょう。

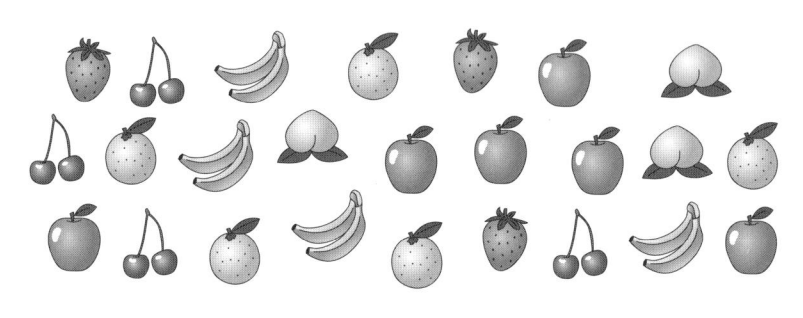

ア　イ　ウ　エ　オ　カ

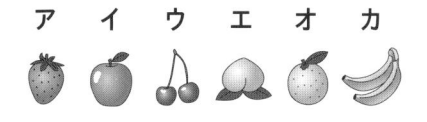

こたえ

次の計算をしましょう。

① $44+17=$ 　　　⑪ $45-36=$

② $66-43=$ 　　　⑫ $9\times40=$

③ $7\times13=$ 　　　⑬ $16-6\times2=$

④ $68-31=$ 　　　⑭ $72+14=$

⑤ $60\div20=$ 　　　⑮ $68+39=$

⑥ $69-32=$ 　　　⑯ $65-44=$

⑦ $33\times30=$ 　　　⑰ $63\times8=$

⑧ $20+45=$ 　　　⑱ $55\div5=$

⑨ $30\times28=$ 　　　⑲ $3+9\times2=$

⑩ $52\div26=$ 　　　⑳ $17\times8=$

 脳チャレ！ 11×25 を暗算してみよう！

今日はとにかく集中する！

四則演算

114日目

学習日	月	日

目標	かかった時間
3分	分

正答数

/ 20

次の計算をしましょう。

① $58 \times 2 =$

② $70 - 48 =$

③ $8 \times 48 =$

④ $4 \times 4 + 12 =$

⑤ $34 + 42 =$

⑥ $64 + 43 =$

⑦ $4 \times 29 =$

⑧ $62 - 27 =$

⑨ $12 + 46 =$

⑩ $31 + 24 =$

⑪ $33 - 6 =$

⑫ $2 \times 3 + 3 =$

⑬ $48 \div 24 =$

⑭ $63 \div 21 =$

⑮ $8 - 0 + 12 =$

⑯ $9 \times 12 =$

⑰ $66 \div 2 =$

⑱ $59 - 19 =$

⑲ $63 - 28 =$

⑳ $73 \times 4 =$

脳チャレ！

500円の8%を計算してみよう！

前ページの
こたえ
①61 ②23 ③91 ④37 ⑤3 ⑥37 ⑦990 ⑧65 ⑨840 ⑩2 ⑪9 ⑫360
⑬4 ⑭86 ⑮107 ⑯21 ⑰504 ⑱11 ⑲21 ⑳136　脳チャレ！…275

次の□にあてはまる数,もしくは符号(＋, －, ×, ÷)をこたえましょう。

① $70 + \boxed{} = 74$

② $\boxed{} - 8 = 41$

③ $\boxed{} \div 28 = 2$

④ $59 - \boxed{} = 33$

⑤ $49 - \boxed{} = 31$

⑥ $34 \boxed{} 0 = 34$

⑦ $65 \div \boxed{} = 5$

⑧ $\boxed{} \times 5 = 210$

⑨ $2 \times \boxed{} = 128$

⑩ $\boxed{} \div 11 = 5$

⑪ $25 - \boxed{} = 20$

⑫ $22 + \boxed{} = 23$

⑬ $\boxed{} + 19 = 70$

⑭ $75 \div \boxed{} = 25$

⑮ $27 \times \boxed{} = 81$

⑯ $48 \div \boxed{} = 12$

⑰ $4 \times \boxed{} = 92$

⑱ $50 + \boxed{} = 72$

⑲ $11 \boxed{} 11 = 1$

⑳ $\boxed{} + 6 = 48$

 脳チャレ！ **14 から 16 までの数を全部たしてみよう！**

前ページの こたえ ①116 ②22 ③384 ④28 ⑤76 ⑥107 ⑦116 ⑧35 ⑨58 ⑩55 ⑪27 ⑫9 ⑬2 ⑭3 ⑮20 ⑯108 ⑰33 ⑱40 ⑲35 ⑳292 脳チャレ！…40 円

123

次の計算をしましょう。

① 71＋28＝

② 33＋36＝

③ 71－44＝

④ 51÷3＝

⑤ 35×6＝

⑥ 4×34＝

⑦ 7＋10＝

⑧ 5×23＝

⑨ 56－40＝

⑩ 16－2＋5＝

⑪ 13＋40＝

⑫ 9×70＝

⑬ 60＋33＝

⑭ 1＋18－7＝

⑮ 54÷6＝

⑯ 68－49＝

⑰ 12÷3＝

⑱ 54＋41＝

⑲ 71×3＝

⑳ 43＋14＝

 金曜日の4日後は何曜日かこたえよう！

前ページの こたえ　①4 ②49 ③56 ④26 ⑤18 ⑥－ ⑦13 ⑧42 ⑨64 ⑩55 ⑪5 ⑫1
⑬51 ⑭3 ⑮3 ⑯4 ⑰23 ⑱22 ⑲÷ ⑳42　脳チャレ！…45

すらすら解く！
四則演算
117日目

学習日　　　月　　　日
目標　かかった時間
3分　　　分

正答数
／20

次の計算をしましょう。

① $15 + 31 =$

② $62 \times 2 =$

③ $60 \times 16 =$

④ $63 \div 3 =$

⑤ $42 + 14 =$

⑥ $3 + 27 =$

⑦ $4 \times 27 =$

⑧ $2 \times 5 - 3 =$

⑨ $74 + 41 =$

⑩ $57 + 6 =$

⑪ $64 \div 8 =$

⑫ $51 - 6 =$

⑬ $4 + 60 =$

⑭ $56 - 29 =$

⑮ $35 - 14 =$

⑯ $8 \times 38 =$

⑰ $3 - 1 \times 3 =$

⑱ $19 + 30 =$

⑲ $54 \times 4 =$

⑳ $2 \times 13 - 7 =$

脳チャレ！ 自分の生年の上2桁と下2桁をかけてみよう！（例：1965年…19×65）

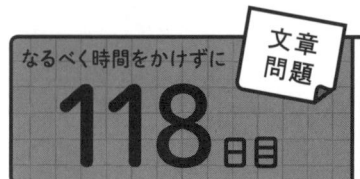

なるべく時間をかけずに

文章問題

118日目

学習日		月	日
目標 **2**分	かかった時間		分

正答数 /4

1 左のマスの図形とちがっているのは，右のマスのどの図形でしょうか。

 さがす

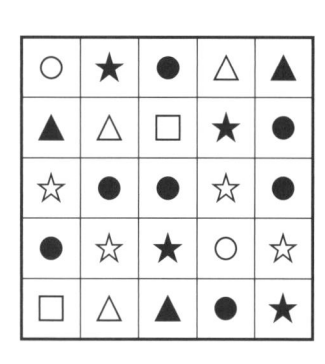
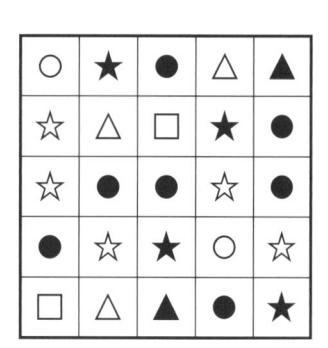

ア…★　　イ…●　　ウ…▲　　エ…■
オ…☆　　カ…○　　キ…△　　ク…□

こたえ

2 次の数を（　）内の位で四捨五入しましょう。

計算

① 50709 （十の位）

①

② 39712 （百の位）

②

③ 719563 （一万の位）

③

前ページの こたえ

126

①46 ②124 ③960 ④21 ⑤56 ⑥30 ⑦108 ⑧7 ⑨115 ⑩63 ⑪8 ⑫45 ⑬64 ⑭27 ⑮21 ⑯304 ⑰0 ⑱49 ⑲216 ⑳19

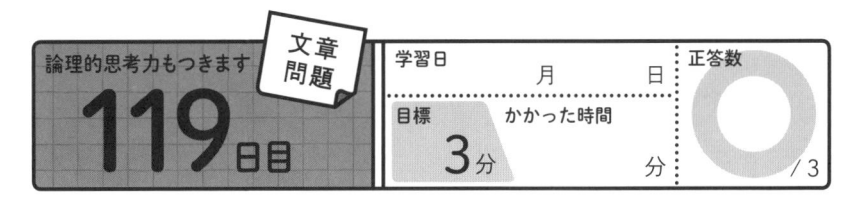

1 次の問題にこたえましょう。 計算

① Aさんの年齢は54歳です。これは、Aさんの息子の年齢の3倍にあたります。Aさんの息子の年齢は何歳ですか。

①

② 1本2L入りのコーヒーを3本と1本1.5L入りのお茶を4本買いました。飲み物は全部で何本買いましたか。

②

2 1つだけ他とちがう図形がまぎれています。さがして、A－1のように記号でこたえましょう。 さがす

	1	2	3	4	5	6
A						
B						
C						
D						

こたえ

 前ページの こたえ
1 オ 2 ① 50700 ② 40000 ③ 700000

127

3分やれば文殊の知恵

120日目

四則演算

学習日			正答数
	月	日	
目標	かかった時間		
3分		分	/20

次の計算をしましょう。

① $46 + 27 =$

② $20 \times 27 =$

③ $63 - 46 =$

④ $62 - 34 =$

⑤ $2 \times 9 - 7 =$

⑥ $9 - 7 + 3 =$

⑦ $5 \times 28 =$

⑧ $2 \times 7 + 12 =$

⑨ $5 \div 1 - 4 =$

⑩ $56 \div 7 =$

⑪ $45 \div 3 =$

⑫ $56 + 32 =$

⑬ $34 + 11 =$

⑭ $58 \div 29 =$

⑮ $4 + 46 =$

⑯ $45 - 16 =$

⑰ $5 \times 9 + 7 =$

⑱ $40 \times 18 =$

⑲ $9 \times 47 =$

⑳ $70 \times 15 =$

 脳チャレ！ 11×26 を暗算してみよう！

継続は力なり
121日目

四則演算

学習日　　　月　　　日

目標 **3**分　かかった時間　　分

正答数　/20

次の計算をしましょう。

① $8 \times 35 =$

② $52 + 17 =$

③ $37 \times 3 =$

④ $14 - 3 + 7 =$

⑤ $2 + 40 =$

⑥ $53 - 47 =$

⑦ $75 \times 4 =$

⑧ $34 - 19 =$

⑨ $49 - 39 =$

⑩ $6 + 19 - 4 =$

⑪ $51 - 8 =$

⑫ $54 + 9 =$

⑬ $2 + 9 \times 9 =$

⑭ $73 + 17 =$

⑮ $15 \times 6 =$

⑯ $20 \times 21 =$

⑰ $66 \div 3 =$

⑱ $36 + 46 =$

⑲ $38 - 22 =$

⑳ $19 \times 40 =$

 脳チャレ！ 7000 円の 8% を計算してみよう！

前ページの こたえ
①73 ②540 ③17 ④28 ⑤11 ⑥5 ⑦140 ⑧26 ⑨1 ⑩8 ⑪15 ⑫88
⑬45 ⑭2 ⑮50 ⑯29 ⑰52 ⑱720 ⑲423 ⑳1050　脳チャレ！…286

129

今日で3分の1達成！ 穴埋め

122日目

学習日　　　月　　　日

正答数

目標　かかった時間
3分　　　　　分
/20

次の□にあてはまる数,もしくは符号（＋, −, ×, ÷）をこたえましょう。

① $56 \div \boxed{} = 4$

② $\boxed{} \div 25 = 3$

③ $\boxed{} - 31 = 1$

④ $31 - \boxed{} = 9$

⑤ $16 \boxed{} 8 = 8$

⑥ $\boxed{} \times 3 = 63$

⑦ $\boxed{} \div 2 = 33$

⑧ $3 \boxed{} 3 = 6$

⑨ $72 \div \boxed{} = 3$

⑩ $\boxed{} \times 4 = 284$

⑪ $4 \times \boxed{} = 212$

⑫ $2 \boxed{} 2 = 1$

⑬ $\boxed{} \times 9 = 180$

⑭ $\boxed{} \div 23 = 3$

⑮ $\boxed{} - 20 = 29$

⑯ $6 \times \boxed{} = 366$

⑰ $\boxed{} \div 4 = 15$

⑱ $7 \times \boxed{} = 336$

⑲ $46 \div \boxed{} = 23$

⑳ $\boxed{} \div 29 = 2$

 脳チャレ！ **17 から 19 までの数を全部たしてみよう！**

精密なマシンのように

四則演算

123日目

学習日　　　月　　　日

目標　かかった時間

3分　　　　分

正答数

/20

次の計算をしましょう。

① $52 \div 13 =$

② $32 + 35 =$

③ $13 \times 5 - 6 =$

④ $49 - 36 =$

⑤ $43 - 10 =$

⑥ $54 \div 6 =$

⑦ $56 + 19 =$

⑧ $67 + 31 =$

⑨ $48 \div 2 =$

⑩ $4 + 5 + 17 =$

⑪ $3 + 15 + 7 =$

⑫ $60 \div 5 =$

⑬ $18 \times 30 =$

⑭ $36 \div 18 =$

⑮ $67 - 2 =$

⑯ $56 \div 28 =$

⑰ $8 + 31 =$

⑱ $12 \div 4 =$

⑲ $59 \times 8 =$

⑳ $27 + 29 =$

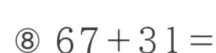 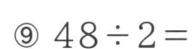

脳チャレ！　水曜日の9日後は何曜日かこたえよう！

次の計算をしましょう。

① 46 ÷ 23 =

② 21 + 21 =

③ 19 − 4 − 8 =

④ 67 − 7 =

⑤ 64 ÷ 8 =

⑥ 73 × 5 =

⑦ 39 ÷ 3 =

⑧ 73 × 2 =

⑨ 42 + 27 =

⑩ 30 − 29 =

⑪ 13 − 2 × 4 =

⑫ 12 + 0 × 2 =

⑬ 74 + 37 =

⑭ 45 − 7 =

⑮ 47 − 18 =

⑯ 46 + 12 =

⑰ 51 × 7 =

⑱ 24 + 47 =

⑲ 46 − 3 =

⑳ 12 × 2 × 5 =

 脳チャレ！

自分の郵便番号の前半と後半をたしてみよう！（例：113 + 0034）

132

前ページのこたえ
①4 ②67 ③59 ④13 ⑤33 ⑥9 ⑦75 ⑧98 ⑨24 ⑩26 ⑪25 ⑫12 ⑬540 ⑭2 ⑮65 ⑯2 ⑰39 ⑱3 ⑲472 ⑳56　脳チャレ！…金曜日

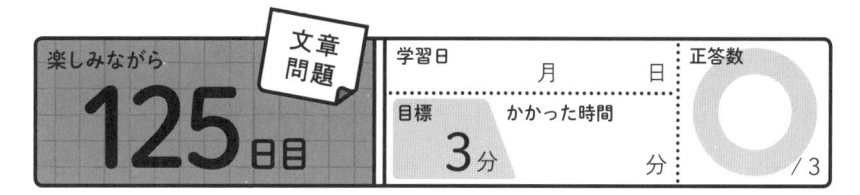

楽しみながら

文章問題

125日目

学習日　　　　月　　　　日

目標 **3**分　　かかった時間　　　分

正答数　　/ 3

1 左のサイコロを参考にして，右の「?」の目 の数をこたえましょう。サイコロの向かいあ う面の目は，たすと 7 になります。

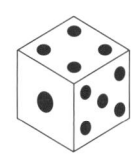 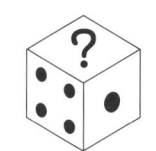

こたえ

2 次のルールにしたがって，あいているマスに数 を入れます。ア，イに入る数をこたえましょう。

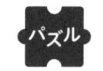

《ルール》 (1) 太い枠の4マスに， 1, 2, 3, 4 が必ず1つずつ入る。
　　　　　 (2) 縦1列，横1行に， 1, 2, 3, 4 が必ず1つずつ入る。

	ア	2	1
1		4	3
	3		
イ			4

ア

イ

前ページの
こたえ

①2 ②42 ③7 ④60 ⑤8 ⑥365 ⑦13 ⑧146 ⑨69 ⑩1 ⑪5 ⑫12 ⑬111
⑭38 ⑮29 ⑯58 ⑰357 ⑱71 ⑲43 ⑳120

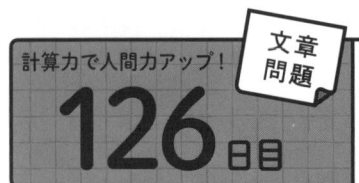

計算力で人間力アップ！ 文章問題

126日目

1 ア，イにあてはまる人数をこたえましょう。 計算

		なっとう		合計
		好き	きらい	
す し	好き	12人	ア	33人
	きらい		18人	
合計		20人		イ

ア

イ

2 ア〜オのうち，組み立てて立方体にならない
ものは，どれでしょう。 図形

ア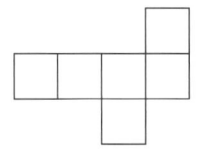
イ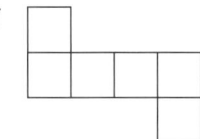
ウ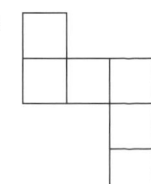

エ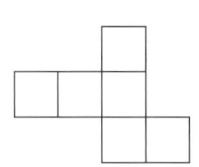
オ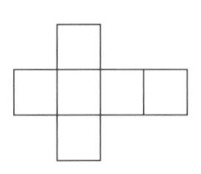

こたえ

たんたんとこなす

127日目

四則演算

学習日　　　月　　　日

正答数

目標 **3**分　　かかった時間　　分　　/20

次の計算をしましょう。

① $53 - 41 =$

② $2 + 10 - 6 =$

③ $72 + 34 =$

④ $37 - 9 =$

⑤ $72 + 20 =$

⑥ $65 - 41 =$

⑦ $65 \times 20 =$

⑧ $2 + 49 =$

⑨ $44 \div 22 =$

⑩ $19 - 5 =$

⑪ $51 + 27 =$

⑫ $51 - 10 =$

⑬ $30 \div 15 =$

⑭ $61 - 13 =$

⑮ $54 \div 18 =$

⑯ $31 + 25 =$

⑰ $46 \times 20 =$

⑱ $56 \div 2 =$

⑲ $5 + 1 \times 19 =$

⑳ $34 - 20 =$

 脳チャレ！ 11×27 を暗算してみよう！

次の計算をしましょう。

① $66 \div 22 =$

② $4 \times 5 =$

③ $65 + 48 =$

④ $17 - 5 =$

⑤ $20 + 37 =$

⑥ $54 \times 3 =$

⑦ $74 \div 2 =$

⑧ $3 \times 33 =$

⑨ $58 - 40 =$

⑩ $2 + 4 + 13 =$

⑪ $16 \times 40 =$

⑫ $12 \div 4 - 2 =$

⑬ $37 - 14 =$

⑭ $61 + 8 =$

⑮ $4 \times 74 =$

⑯ $62 \div 2 =$

⑰ $67 + 42 =$

⑱ $48 - 11 =$

⑲ $8 + 35 =$

⑳ $51 - 48 =$

 脳チャレ！ 1200円の8%を計算してみよう！

前ページの こたえ ①12 ②6 ③106 ④28 ⑤92 ⑥24 ⑦1300 ⑧51 ⑨2 ⑩14 ⑪78 ⑫41 ⑬2 ⑭48 ⑮3 ⑯56 ⑰920 ⑱28 ⑲24 ⑳14　脳チャレ！…297

次の□にあてはまる数,もしくは符号（＋，－，×，÷）をこたえましょう。

① $7 \times \boxed{} = 308$

② $69 + \boxed{} = 85$

③ $\boxed{} - 15 = 15$

④ $2 \times \boxed{} = 146$

⑤ $\boxed{} \times 4 = 148$

⑥ $12 \boxed{} 2 = 24$

⑦ $26 + \boxed{} = 50$

⑧ $\boxed{} \div 9 = 9$

⑨ $33 \div \boxed{} = 3$

⑩ $\boxed{} + 43 = 57$

⑪ $44 + \boxed{} = 52$

⑫ $\boxed{} + 16 = 86$

⑬ $56 \boxed{} 31 = 25$

⑭ $37 - \boxed{} = 26$

⑮ $\boxed{} \times 32 = 32$

⑯ $26 \div \boxed{} = 26$

⑰ $\boxed{} \div 12 = 5$

⑱ $40 - \boxed{} = 25$

⑲ $48 \boxed{} 11 = 37$

⑳ $\boxed{} + 24 = 37$

 脳チャレ！

12 から 15 までの数を全部たしてみよう！

次の計算をしましょう。

① $23 + 39 =$

② $67 \times 20 =$

③ $24 \div 8 =$

④ $56 - 19 =$

⑤ $36 - 13 =$

⑥ $11 - 5 =$

⑦ $5 + 13 - 2 =$

⑧ $47 - 12 =$

⑨ $46 \times 3 =$

⑩ $16 + 36 =$

⑪ $71 + 35 =$

⑫ $52 \div 4 =$

⑬ $59 - 24 =$

⑭ $36 - 23 =$

⑮ $36 \div 6 =$

⑯ $2 + 4 \times 8 =$

⑰ $51 - 18 =$

⑱ $44 \times 20 =$

⑲ $67 - 2 =$

⑳ $74 \div 2 =$

脳チャレ！　**土曜日の 12 日後は何曜日かこたえよう！**

前ページの こたえ　①44 ②16 ③30 ④73 ⑤37 ⑥× ⑦24 ⑧81 ⑨11 ⑩14 ⑪8 ⑫70 ⑬− ⑭11 ⑮1 ⑯1 ⑰60 ⑱15 ⑲− ⑳13　脳チャレ！…54

スピードを意識して！
131日目
四則演算

学習日　　　月　　　日
目標　かかった時間
2分　　　　　分
正答数
／20

次の計算をしましょう。

① $52 - 27 =$

② $35 - 31 =$

③ $49 + 66 =$

④ $28 - 3 =$

⑤ $35 \div 5 =$

⑥ $8 - 0 - 4 =$

⑦ $69 \times 6 =$

⑧ $4 + 3 \times 12 =$

⑨ $63 \div 7 =$

⑩ $1 + 13 + 4 =$

⑪ $5 \times 46 =$

⑫ $1 + 46 =$

⑬ $36 + 42 =$

⑭ $62 \times 9 =$

⑮ $27 + 49 =$

⑯ $8 \times 32 =$

⑰ $57 \div 3 =$

⑱ $16 - 15 =$

⑲ $29 - 16 =$

⑳ $22 + 9 =$

脳チャレ！　自分の郵便番号の数をすべてたしてみよう！（例：1+1+3+0+0+3+4）

139

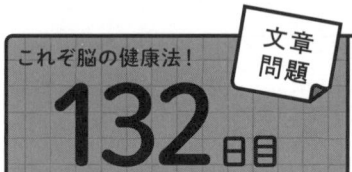

1 次の漢字で書かれた数を，数字で書きなおしましょう。　　計算

① 百一億六十万二十

> ①

② 九千億二百万六千三百三

> ②

2 次の図形を 180 度回転させるとどうなりますか。記号でこたえましょう。　　図形

> こたえ

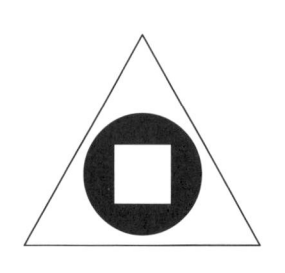 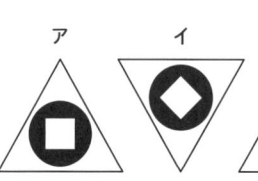 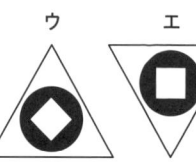

ア　イ　ウ　エ

3 草むしりをしていました。何時間何分たったでしょう。　　計算

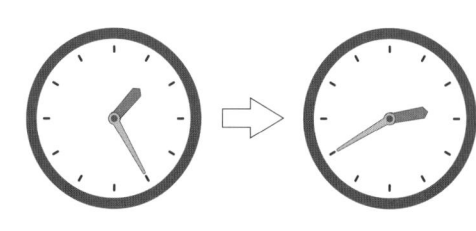

> こたえ

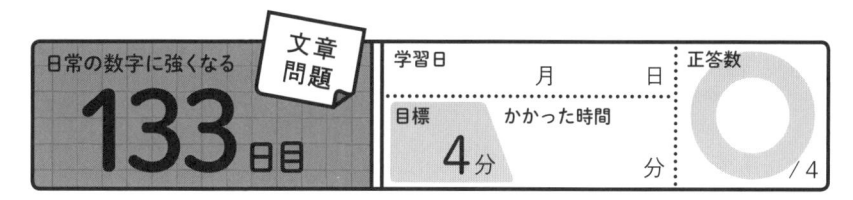

1 次の三角形の中の数は，ある決まりにしたがって並んでいます。「?」に入る数をこたえましょう。

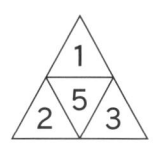 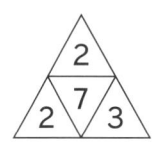 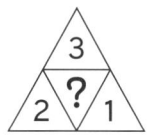

こたえ

2 次の問題にこたえましょう。

① A社の昨日の株価の終値は350円でした。今日のA社の株価の終値は昨日よりも30円高でした。今日のA社の株価の終値は，いくらですか。

①

② 8月25日に，家の庭の花だんにチューリップの球根を1列が12個になるように，5列植えようと思います。球根は全部でいくつ必要ですか。

②

③ 日曜日の午後に2人で公園内を20分散歩したあと，ベンチで10分休憩しました。これを3回くりかえすと全部で何分かかりますか。

③

前ページのこたえ　1 ① 10,100,600,020 ② 900,002,006,303　2 エ　3 1時間15分

141

次の計算をしましょう。

① $33 - 26 =$

② $40 \times 23 =$

③ $31 + 18 =$

④ $48 - 6 =$

⑤ $66 \times 3 =$

⑥ $72 \div 24 =$

⑦ $16 - 2 =$

⑧ $4 + 12 \times 6 =$

⑨ $12 + 21 =$

⑩ $35 \div 5 =$

⑪ $67 + 8 =$

⑫ $7 + 3 \times 14 =$

⑬ $51 - 24 =$

⑭ $24 + 45 =$

⑮ $56 \div 28 =$

⑯ $69 - 42 =$

⑰ $30 \times 35 =$

⑱ $14 - 1 + 3 =$

⑲ $64 \div 4 =$

⑳ $48 - 45 =$

 脳チャレ！ **11×28 を暗算してみよう！**

前ページの●こたえ　1 7　[3×2+1=7]　2 ① 380円　② 60個　③ 90分

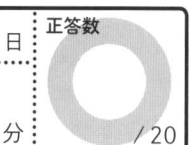

自分の脳を信じて

四則演算

135日目

学習日	月 日	正答数
目標 **3分**	かかった時間 分	/ 20

次の計算をしましょう。

① $62 - 30 =$

② $64 \times 20 =$

③ $24 - 6 =$

④ $39 \times 4 =$

⑤ $52 - 49 =$

⑥ $36 \div 6 =$

⑦ $15 + 26 =$

⑧ $23 + 47 =$

⑨ $14 - 1 \times 1 =$

⑩ $35 + 44 =$

⑪ $44 \times 3 =$

⑫ $3 \times 38 =$

⑬ $5 \times 9 - 3 =$

⑭ $38 \div 19 =$

⑮ $10 - 2 + 4 =$

⑯ $56 - 27 =$

⑰ $38 + 13 =$

⑱ $20 \times 21 =$

⑲ $38 - 5 =$

⑳ $69 + 45 =$

 脳チャレ！

2500 円の 8% を計算してみよう！

前ページのこたえ ①7 ②920 ③49 ④42 ⑤198 ⑥3 ⑦14 ⑧76 ⑨33 ⑩7 ⑪75 ⑫49 ⑬27 ⑭69 ⑮2 ⑯27 ⑰1050 ⑱16 ⑲16 ⑳3　脳チャレ！…308

自分のペースを守って 穴埋め
136日目

学習日		
	月	日
目標	かかった時間	
3分		分

正答数
/20

次の□にあてはまる数,もしくは符号(＋, −, ×, ÷)をこたえましょう。

① [ ] ÷ 4 = 18

② [ ] − 2 = 63

③ 6 × [ ] = 246

④ 14 [ ] 7 = 2

⑤ 38 − [ ] = 6

⑥ [ ] + 11 = 70

⑦ [ ] − 11 = 13

⑧ 35 − [ ] = 29

⑨ 8 − [ ] = 1

⑩ [ ] − 10 = 29

⑪ [ ] × 9 = 351

⑫ 48 − [ ] = 28

⑬ [ ] ÷ 23 = 5

⑭ 59 + [ ] = 66

⑮ 50 ÷ [ ] = 2

⑯ [ ] − 30 = 37

⑰ [ ] ÷ 46 = 3

⑱ 8 + [ ] = 51

⑲ 69 [ ] 17 = 86

⑳ 10 + [ ] = 49

 脳チャレ！

16 から 19 までの数を全部たしてみよう！

前ページの
こたえ
①32 ②1280 ③18 ④156 ⑤3 ⑥6 ⑦41 ⑧70 ⑨13 ⑩79 ⑪132 ⑫114 ⑬42 ⑭2 ⑮12 ⑯29 ⑰51 ⑱420 ⑲33 ⑳114 　脳チャレ！…200 円

先は長いがこつこつと

四則演算

137日目

学習日　　　月　　　日

目標 3分　かかった時間　　分

正答数 / 20

次の計算をしましょう。

① $39 \times 30 =$

② $69 \times 4 =$

③ $64 + 47 =$

④ $7 \times 26 =$

⑤ $62 - 36 =$

⑥ $58 \div 2 =$

⑦ $24 - 5 =$

⑧ $32 \div 16 =$

⑨ $52 + 44 =$

⑩ $1 + 4 \times 4 =$

⑪ $37 - 36 =$

⑫ $53 + 15 =$

⑬ $56 \div 8 =$

⑭ $12 + 21 =$

⑮ $57 \times 3 =$

⑯ $55 \div 11 =$

⑰ $44 - 6 =$

⑱ $30 + 47 =$

⑲ $78 \div 6 =$

⑳ $50 \times 19 =$

 脳チャレ！

日曜日の 17 日後は何曜日かこたえよう！

前ページの
こたえ
①72 ②65 ③41 ④÷ ⑤32 ⑥59 ⑦24 ⑧6 ⑨7 ⑩39 ⑪39 ⑫20 ⑬115
⑭7 ⑮25 ⑯67 ⑰138 ⑱43 ⑲＋ ⑳39　脳チャレ！…70

145

2分あれば十分?

138日目

四則演算

学習日　　　月　　　日

目標 **2分**　かかった時間　　　分

正答数　／20

次の計算をしましょう。

① $25 + 28 =$

② $61 \times 5 =$

③ $67 \times 10 =$

④ $7 \times 34 =$

⑤ $45 \div 3 =$

⑥ $61 \times 40 =$

⑦ $2 + 14 \div 2 =$

⑧ $29 + 33 =$

⑨ $53 - 34 =$

⑩ $4 \times 8 - 4 =$

⑪ $11 + 36 =$

⑫ $39 - 32 =$

⑬ $12 + 42 =$

⑭ $15 - 5 =$

⑮ $51 \div 17 =$

⑯ $44 + 33 =$

⑰ $63 \div 9 =$

⑱ $19 - 6 - 7 =$

⑲ $60 \div 15 =$

⑳ $6 \times 36 =$

 脳チャレ！ P141の①ような三角マスの問題を2題、自作してみよう！

前ページの◯こたえ　①1170 ②276 ③111 ④182 ⑤26 ⑥29 ⑦19 ⑧2 ⑨96 ⑩17 ⑪1 ⑫68 ⑬7 ⑭33 ⑮171 ⑯5 ⑰38 ⑱77 ⑲13 ⑳950　脳チャレ！…水曜日

下の立体を「正面」から見たら，どのように見えますか。ア〜エから選びましょう。

図形

こたえ

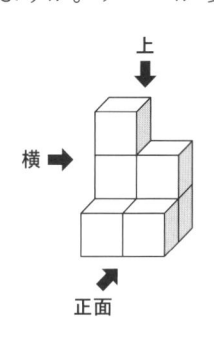

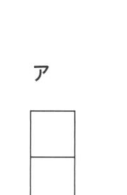
ア

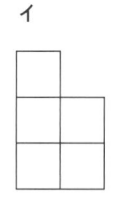
イ

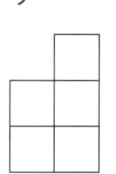
ウ

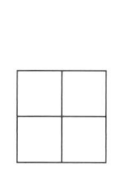
エ

ある立体を，上，正面，横から見ると，次のように見えます。この立体は，ア〜エのどれでしょう。

図形

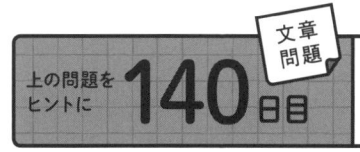

上　　　正面　　　横

こたえ

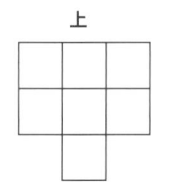
ア

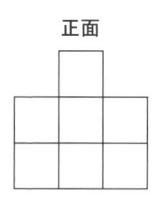
イ

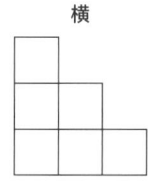
ウ

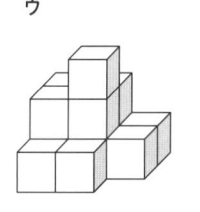
エ

次の計算をしましょう。

① $54 + 19 =$

② $31 + 37 =$

③ $4 \times 2 + 17 =$

④ $12 - 5 + 1 =$

⑤ $64 - 11 =$

⑥ $30 \div 15 =$

⑦ $43 + 17 =$

⑧ $70 + 18 =$

⑨ $66 \div 6 =$

⑩ $40 - 31 =$

⑪ $48 \times 8 =$

⑫ $71 - 9 =$

⑬ $20 \div 4 =$

⑭ $30 \times 15 =$

⑮ $65 \div 5 =$

⑯ $19 + 3 + 3 =$

⑰ $3 - 9 + 17 =$

⑱ $63 + 26 =$

⑲ $17 + 24 =$

⑳ $16 \times 7 =$

脳チャレ！ 「東京」の画数をたしてみよう！

とにかく継続すること

142日目

四則演算

学習日　　月　　日

正答数　/ 20

目標 **3**分　かかった時間　分

次の計算をしましょう。

① $67+39=$ [　]

② $12÷2-2=$ [　]

③ $58×9=$ [　]

④ $3×48=$ [　]

⑤ $3×6-2=$ [　]

⑥ $41-23=$ [　]

⑦ $4×74=$ [　]

⑧ $50÷1=$ [　]

⑨ $23-8=$ [　]

⑩ $33-25=$ [　]

⑪ $48÷16=$ [　]

⑫ $42-4=$ [　]

⑬ $4×37=$ [　]

⑭ $12+17=$ [　]

⑮ $41-6=$ [　]

⑯ $59×5=$ [　]

⑰ $65×6=$ [　]

⑱ $1×7=$ [　]

⑲ $65-35=$ [　]

⑳ $9+39=$ [　]

脳チャレ! 100から23ずつひいてみよう！（こたえは声に出して）

次の□にあてはまる数, もしくは符号（＋, －, ×, ÷）をこたえましょう。

① $52 \div \boxed{} = 13$

② $\boxed{} + 17 = 34$

③ $14 \boxed{} 7 = 7$

④ $\boxed{} + 3 = 60$

⑤ $6 \times \boxed{} = 288$

⑥ $53 + \boxed{} = 70$

⑦ $\boxed{} + 7 = 39$

⑧ $33 \div \boxed{} = 3$

⑨ $\boxed{} - 5 = 26$

⑩ $8 \times \boxed{} = 208$

⑪ $\boxed{} \times 5 = 205$

⑫ $46 \div \boxed{} = 23$

⑬ $72 \times \boxed{} = 144$

⑭ $\boxed{} \div 13 = 6$

⑮ $72 - \boxed{} = 34$

⑯ $55 - \boxed{} = 54$

⑰ $\boxed{} - 42 = 4$

⑱ $\boxed{} \times 2 = 70$

⑲ $14 \boxed{} 2 = 28$

⑳ $38 - \boxed{} = 4$

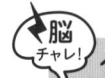 1～5までの奇数を全部たしてみよう！

150

前ページの こたえ　①106 ②4 ③522 ④144 ⑤16 ⑥18 ⑦296 ⑧50 ⑨15 ⑩8 ⑪3 ⑫38 ⑬148 ⑭29 ⑮35 ⑯295 ⑰390 ⑱7 ⑲30 ⑳48　脳チャレ！…77, 54, 31, 8

いつもよりていねいに
144日目

四則演算

学習日　　　月　　　日

正答数　/ 20

目標 **3**分　かかった時間　　分

次の計算をしましょう。

① $61+27=$

② $27+37=$

③ $6\times35=$

④ $71-4=$

⑤ $62+12=$

⑥ $52-25=$

⑦ $47\times7=$

⑧ $52-49=$

⑨ $29+32=$

⑩ $10\times7-4=$

⑪ $3\times4\times10=$

⑫ $61+15=$

⑬ $18\div2+9=$

⑭ $44-9=$

⑮ $31+41=$

⑯ $8\times3-13=$

⑰ $4-0\times1=$

⑱ $27+20=$

⑲ $39-32=$

⑳ $70\times21=$

 脳チャレ！ ⑦$\frac{3}{5}$と⑦$\frac{3}{4}$で、どちらが大きいかこたえよう！

前ページの こたえ　①4 ②17 ③− ④57 ⑤48 ⑥17 ⑦32 ⑧11 ⑨31 ⑩26 ⑪41 ⑫2 ⑬2 ⑭78 ⑮38 ⑯1 ⑰46 ⑱35 ⑲× ⑳34　脳チャレ！…9

151

長くて短い2分

145日目

四則演算

学習日　　　月　　　日

目標　　かかった時間

2分　　　　分

正答数

/ 20

次の計算をしましょう。

① $32 - 21 =$

② $12 - 1 \times 5 =$

③ $45 - 36 =$

④ $32 \times 8 =$

⑤ $7 \times 33 =$

⑥ $25 + 15 =$

⑦ $26 - 8 =$

⑧ $16 \times 1 - 5 =$

⑨ $56 - 10 =$

⑩ $36 \times 4 =$

⑪ $34 + 12 =$

⑫ $23 + 30 =$

⑬ $7 \times 4 - 11 =$

⑭ $28 \times 20 =$

⑮ $40 + 12 =$

⑯ $18 \times 4 - 2 =$

⑰ $2 + 45 =$

⑱ $46 \times 9 =$

⑲ $2 - 2 \div 2 =$

⑳ $2 \times 48 =$

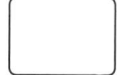 脳チャレ！ いまの時刻の 30 分前が何時何分か考えよう！

 前ページのこたえ

152

①88 ②64 ③210 ④67 ⑤74 ⑥27 ⑦329 ⑧3 ⑨61 ⑩66 ⑪120 ⑫76 ⑬18 ⑭35 ⑮72 ⑯11 ⑰4 ⑱47 ⑲7 ⑳1470　脳チャレ！…⑦

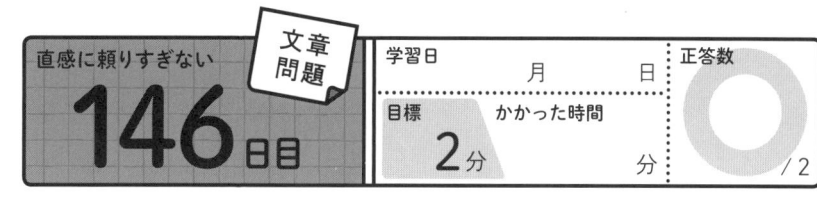

1 次のカードの中から5枚選んで, いちばん
小さな5けたの数をつくりましょう。

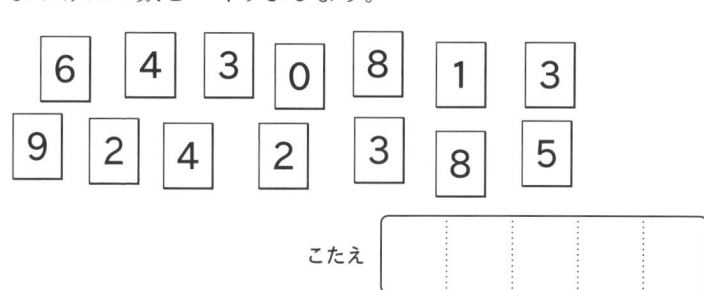

| 6 | 4 | 3 | 0 | 8 | 1 | 3 |
| 9 | 2 | 4 | 2 | 3 | 8 | 5 |

こたえ

2 □にあてはまる図形を, ア〜エから選びま
しょう。

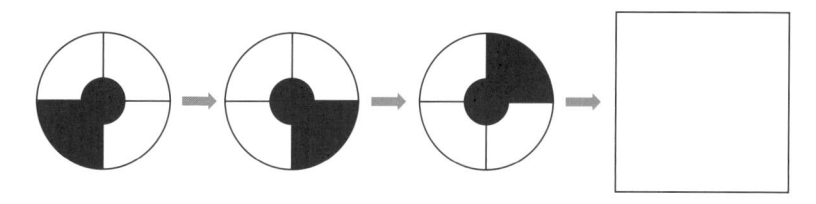

ア 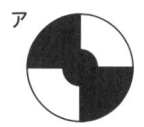　イ 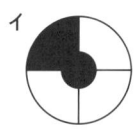　ウ 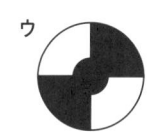　エ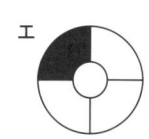

こたえ

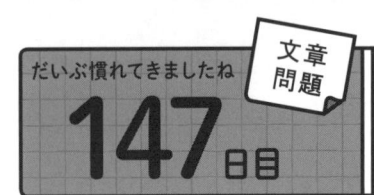

 図形

1 図のように，マッチ棒を使って正方形をつくっていきます。マッチ棒が全部で 22 本あるとき，正方形を何個つくれるでしょう。

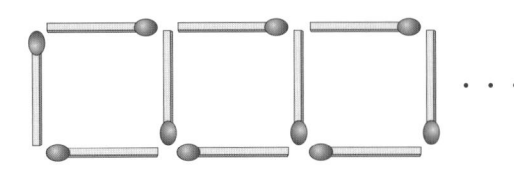 ・・・

こたえ

2 縦・横・斜めの数をたすと 15 になるように，1 ～ 9 までの数を 1 つずつ入れます。ア，イに入る数をこたえましょう。

パズル

2		6
9	ア	
4		イ

ア

イ

3 左のサイコロを参考にして，右の「？」の目の数をこたえましょう。サイコロの向かいあう面の目は，たすと 7 になります。

パズル

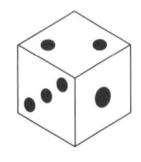 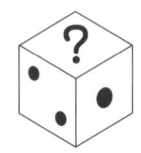

こたえ

1 10223 2 イ

次の計算をしましょう。

① $75 \div 5 =$

② $10 + 26 =$

③ $31 - 10 =$

④ $72 \times 3 =$

⑤ $12 - 1 - 1 =$

⑥ $72 + 40 =$

⑦ $66 \times 3 =$

⑧ $34 - 9 =$

⑨ $64 \div 2 =$

⑩ $45 + 24 =$

⑪ $2 \times 7 - 4 =$

⑫ $61 \times 20 =$

⑬ $63 - 16 =$

⑭ $60 - 8 =$

⑮ $13 \times 6 =$

⑯ $6 + 74 =$

⑰ $52 - 46 =$

⑱ $57 + 26 =$

⑲ $74 - 7 =$

⑳ $12 \times 5 - 9 =$

脳チャレ！ **11 × 29 を暗算してみよう！**

次の計算をしましょう。

① $50 \times 24 =$

② $71 - 37 =$

③ $47 + 3 =$

④ $26 \times 30 =$

⑤ $67 - 35 =$

⑥ $13 \times 4 - 7 =$

⑦ $33 - 13 =$

⑧ $14 + 8 + 1 =$

⑨ $74 \div 2 =$

⑩ $5 + 41 =$

⑪ $54 - 23 =$

⑫ $7 \times 5 - 12 =$

⑬ $18 + 8 - 6 =$

⑭ $34 + 33 =$

⑮ $6 \times 28 =$

⑯ $43 - 41 =$

⑰ $64 \div 32 =$

⑱ $55 + 36 =$

⑲ $60 \div 12 =$

⑳ $7 \times 70 =$

脳チャレ！ **100から27ずつひいてみよう！（こたえは声に出して）**

150日達成〜！

穴埋め

150日目

学習日　　　月　　　日

目標　かかった時間
3分　　　　　　分

正答数
/ 20

次の□にあてはまる数, もしくは符号（＋, －, ×, ÷）をこたえましょう。

① $\boxed{} \div 2 = 44$

② $\boxed{} \div 7 = 15$

③ $4 \times \boxed{} = 156$

④ $60 \div \boxed{} = 6$

⑤ $17 \boxed{} 36 = 53$

⑥ $\boxed{} - 16 = 9$

⑦ $24 \div \boxed{} = 6$

⑧ $\boxed{} + 24 = 79$

⑨ $64 - \boxed{} = 40$

⑩ $14 - \boxed{} = 11$

⑪ $2 \boxed{} 3 = 6$

⑫ $5 \times \boxed{} = 130$

⑬ $\boxed{} - 10 = 50$

⑭ $4 + \boxed{} = 17$

⑮ $37 \boxed{} 37 = 0$

⑯ $\boxed{} \div 30 = 3$

⑰ $40 - \boxed{} = 33$

⑱ $7 \times \boxed{} = 203$

⑲ $\boxed{} \times 2 = 152$

⑳ $\boxed{} + 29 = 98$

 脳チャレ！ 1 〜 10 までの奇数を全部たしてみよう！

前ページの
こたえ　①1200 ②34 ③50 ④780 ⑤32 ⑥45 ⑦20 ⑧23 ⑨37 ⑩46 ⑪31 ⑫23
⑬20 ⑭67 ⑮168 ⑯2 ⑰2 ⑱91 ⑲5 ⑳490　脳チャレ！…73, 46, 19

157

粛々と進める

四則演算

151日目

学習日　　　月　　　日

目標　　かかった時間

3分　　　　　分

正答数

／20

次の計算をしましょう。

① $68 - 41 =$

② $53 - 11 =$

③ $15 \div 3 + 9 =$

④ $72 \div 2 =$

⑤ $4 \times 30 =$

⑥ $35 \div 5 =$

⑦ $36 + 18 =$

⑧ $29 \times 4 =$

⑨ $49 + 40 =$

⑩ $18 + 22 =$

⑪ $42 \div 6 =$

⑫ $58 + 49 =$

⑬ $56 \div 4 =$

⑭ $63 + 33 =$

⑮ $2 + 5 \times 8 =$

⑯ $15 + 35 =$

⑰ $30 \times 39 =$

⑱ $21 + 20 =$

⑲ $45 - 18 =$

⑳ $47 - 36 =$

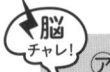 脳チャレ！　⑦$\frac{1}{7}$と⑦$\frac{1}{8}$で、どちらが大きいかこたえよう！

前ページの
こたえ

158

①88 ②105 ③39 ④10 ⑤+ ⑥25 ⑦4 ⑧55 ⑨24 ⑩3 ⑪× ⑫26 ⑬60
⑭13 ⑮- ⑯90 ⑰7 ⑱29 ⑲76 ⑳69　脳チャレ！…25

次の計算をしましょう。

① $24 \div 3 =$

② $67 - 7 =$

③ $3 \times 3 \times 3 =$

④ $53 \times 7 =$

⑤ $60 \div 12 =$

⑥ $49 + 13 =$

⑦ $67 - 2 =$

⑧ $10 \times 6 - 3 =$

⑨ $47 - 34 =$

⑩ $42 - 33 =$

⑪ $38 \times 3 =$

⑫ $62 - 38 =$

⑬ $55 + 24 =$

⑭ $31 \times 40 =$

⑮ $49 \times 3 =$

⑯ $44 + 49 =$

⑰ $68 - 3 =$

⑱ $53 - 33 =$

⑲ $45 - 8 =$

⑳ $52 \div 13 =$

脳チャレ！　いまの時刻の15分前が何時何分か考えよう！

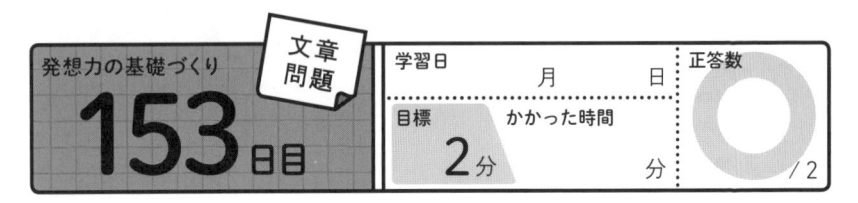

発想力の基礎づくり
153日目

学習日　　　月　　　日

目標 **2**分　　かかった時間　　　分

正答数 / 2

1 次の漢字のうち，その意味と大きさが合って
いるものは，いくつあるでしょう。 **さがす**

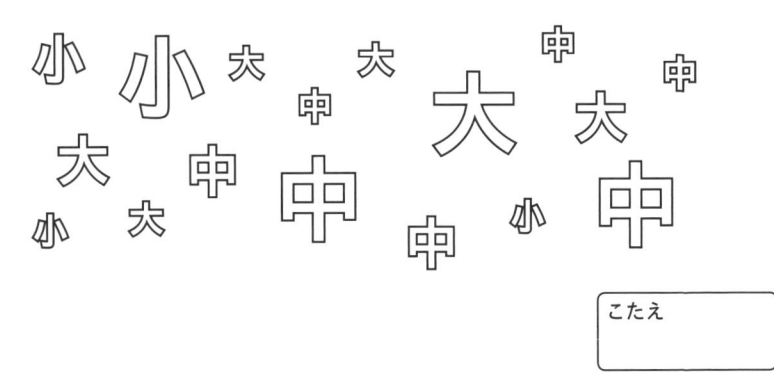

こたえ

2 電車に乗っていました。何時間何分たったで
しょう。 **計算**

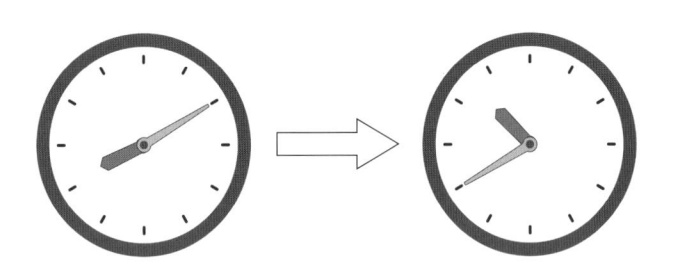

こたえ

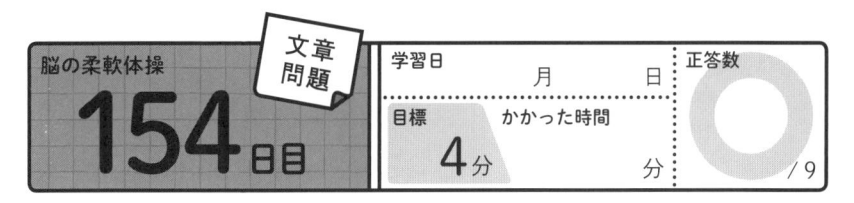

1 次の数を（　　）内の位で四捨五入しましょう。　 計 算

① 36907 （十の位）

①

② 57822 （百の位）

②

③ 257863 （一万の位）

③

2 となりどうしの◯の中の数をたすと，上の◯の中の数になります。ア〜カにあてはまる数をこたえましょう。　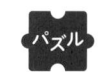 パズル

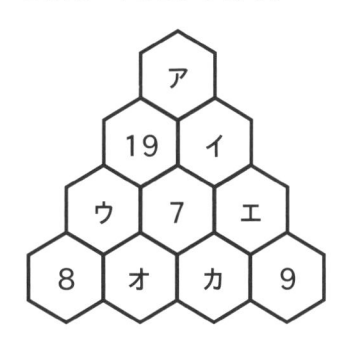

ア	イ
ウ	エ
オ	カ

前ページの◎こたえ　**1** 5つ　**2** 2時間30分

脳には休息もだいじです
四則演算
155日目

学習日　　　月　　　日
目標 3分　かかった時間　　分
正答数　/20

次の計算をしましょう。

① 6＋6＋6＝

② 44÷4＝

③ 64×4＝

④ 24＋27＝

⑤ 46－32＝

⑥ 47－12＝

⑦ 4＋4×12＝

⑧ 33－24＝

⑨ 62－24＝

⑩ 32÷8＝

⑪ 35＋43＝

⑫ 12×70＝

⑬ 70＋22＝

⑭ 4＋6×4＝

⑮ 13＋38＝

⑯ 16×60＝

⑰ 62÷31＝

⑱ 65×5＝

⑲ 42＋30＝

⑳ 4－1×4＝

11×31 を暗算してみよう！

成長を実感しながら
四則演算
156日目

学習日　　　月　　　日
目標　かかった時間
3分　　　　　分
正答数
/ 20

次の計算をしましょう。

① $50 \times 40 =$

② $15 - 2 - 9 =$

③ $34 + 17 =$

④ $16 \times 3 =$

⑤ $50 + 29 =$

⑥ $12 \times 2 =$

⑦ $47 - 38 =$

⑧ $20 - 14 =$

⑨ $56 \div 28 =$

⑩ $38 - 8 =$

⑪ $29 + 43 =$

⑫ $45 \div 5 =$

⑬ $18 - 5 \times 3 =$

⑭ $37 - 24 =$

⑮ $50 \times 8 =$

⑯ $31 - 31 =$

⑰ $21 \div 3 =$

⑱ $17 - 2 \times 0 =$

⑲ $15 + 38 =$

⑳ $62 \times 2 =$

脳
チャレ！
120 から 31 ずつひいてみよう！（こたえは声に出して）

次の□にあてはまる数,もしくは符号（＋, －, ×, ÷）をこたえましょう。

① 20 ◻ 20＝400

② ◻ ＋25＝55

③ ◻ －37＝3

④ ◻ ×40＝240

⑤ 51÷ ◻ ＝17

⑥ 3× ◻ ＝135

⑦ 5× ◻ ＝115

⑧ ◻ －13＝54

⑨ ◻ ×3＝138

⑩ 33－ ◻ ＝18

⑪ 43 ◻ 27＝16

⑫ ◻ ÷24＝6

⑬ ◻ －40＝32

⑭ 38＋ ◻ ＝65

⑮ 50× ◻ ＝350

⑯ 40÷ ◻ ＝10

⑰ ◻ ×4＝152

⑱ 71× ◻ ＝142

⑲ ◻ ×35＝105

⑳ 7× ◻ ＝84

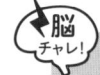
脳チャレ！ 1～10までの偶数を全部たしてみよう！

164

前ページの こたえ
①2000 ②4 ③51 ④48 ⑤79 ⑥24 ⑦9 ⑧6 ⑨2 ⑩30 ⑪72 ⑫9 ⑬3
⑭13 ⑮400 ⑯0 ⑰7 ⑱17 ⑲53 ⑳124　脳チャレ！…89, 58, 27

次の計算をしましょう。

① $18+17=$

② $28\times7=$

③ $71-35=$

④ $42\div7=$

⑤ $64-36=$

⑥ $26+38=$

⑦ $4\times2\times8=$

⑧ $16\div8=$

⑨ $26+40=$

⑩ $19+4=$

⑪ $72\times9=$

⑫ $66\div3=$

⑬ $8\times35=$

⑭ $13-7+8=$

⑮ $14+46=$

⑯ $3+3-3=$

⑰ $7-2\div1=$

⑱ $20\times19=$

⑲ $67\times2=$

⑳ $13\times3\times2=$

 脳チャレ！ ⑦$\frac{2}{3}$と⑦1で、どちらが大きいかこたえよう！

前ページの こたえ　①× ②30 ③40 ④6 ⑤3 ⑥45 ⑦23 ⑧67 ⑨46 ⑩15 ⑪− ⑫144 ⑬72 ⑭27 ⑮7 ⑯4 ⑰38 ⑱2 ⑲3 ⑳12　脳チャレ！…30

165

速く、そして正確に

159日目

四則演算

学習日　　　月　　　日

目標 **2**分　　かかった時間　　分

正答数　/ 20

次の計算をしましょう。

① $63 + 7 =$

② $48 \times 8 =$

③ $40 \times 29 =$

④ $49 - 16 =$

⑤ $32 + 43 =$

⑥ $73 - 41 =$

⑦ $42 \div 6 =$

⑧ $13 - 3 \times 3 =$

⑨ $56 - 42 =$

⑩ $33 + 30 =$

⑪ $48 - 29 =$

⑫ $56 \div 14 =$

⑬ $65 - 28 =$

⑭ $60 \div 12 =$

⑮ $56 - 30 =$

⑯ $49 \times 20 =$

⑰ $68 \div 1 =$

⑱ $29 - 11 =$

⑲ $2 + 3 \times 12 =$

⑳ $64 - 9 =$

 脳チャレ！ いまの時刻の 45 分前が何時何分か考えよう！

前ページの こたえ
①35 ②196 ③36 ④6 ⑤28 ⑥64 ⑦64 ⑧2 ⑨66 ⑩23 ⑪648 ⑫22
⑬280 ⑭14 ⑮60 ⑯3 ⑰5 ⑱380 ⑲134 ⑳78　脳チャレ！…イ

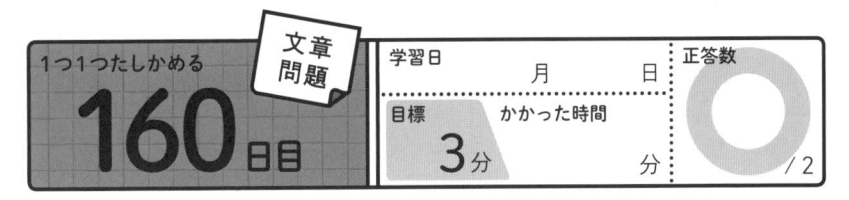

1つ1つたしかめる
160 日目

文章問題

学習日　　　月　　　日

正答数

目標 **3**分　かかった時間　　　分　　/ 2

1 いちばん少ないくだものは，ア〜カのうち，どれでしょう。

さがす

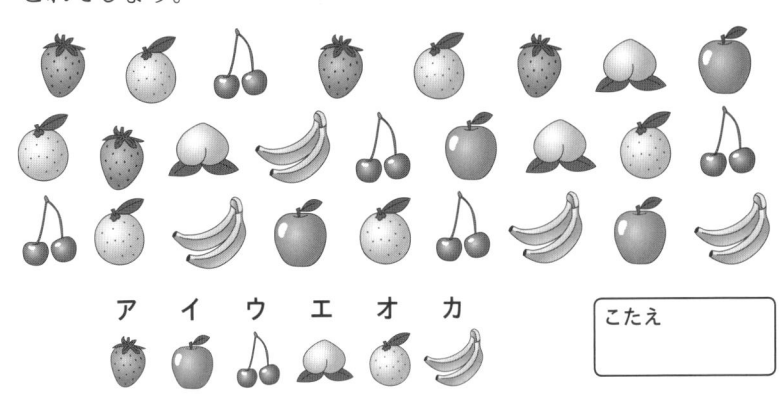

ア　イ　ウ　エ　オ　カ

こたえ

2 1つだけ他とちがう図形がまぎれています。さがして，A－1のように記号でこたえましょう。

さがす

	1	2	3	4	5	6
A						
B						
C						
D						

こたえ

前ページのこたえ

①70 ②384 ③1160 ④33 ⑤75 ⑥32 ⑦7 ⑧4 ⑨14 ⑩63 ⑪19 ⑫4
⑬37 ⑭5 ⑮26 ⑯980 ⑰68 ⑱18 ⑲38 ⑳55

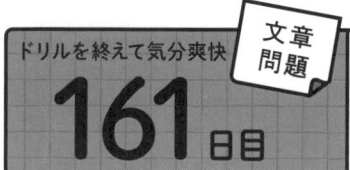 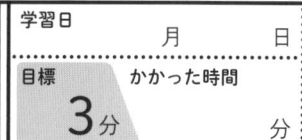 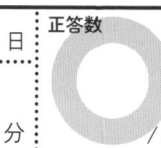

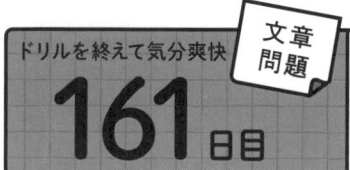

ドリルを終えて気分爽快

文章問題

161日目

学習日	月	日	正答数
目標 3分	かかった時間	分	/ 5

1 次の問題にこたえましょう。　計算

① 16両編成で運行されていた列車が，A駅で8両切り離されました。この列車は，A駅からは何両編成で運行されますか。

①

② 1枚1200円のチケット240枚を8人で均等に分けてすべて売るためには，1人何枚チケットを売ればよいですか。

②

③ 昨日は350mLの缶ビールを2本，今日は500mLのビールを2本飲みました。昨日と今日合わせて飲んだビールは何mLですか。

③

2 次のルールにしたがって，あいているマスに数を入れます。ア，イに入る数をこたえましょう。　パズル

《ルール》(1) 太い枠の4マスに，1, 2, 3, 4が必ず1つずつ入る。
(2) 縦1列，横1行に，1, 2, 3, 4が必ず1つずつ入る。

	3		
		ア	イ
1	2		3
3	4	1	2

ア

イ

⑳から解いてみよう

四則演算

162日目

学習日　　　月　　　日

目標　かかった時間

3分　　　　　　　分

正答数　/20

次の計算をしましょう。

① $3 \times 3 \times 12 =$

② $30 \div 1 =$

③ $4 \times 35 =$

④ $64 \div 16 =$

⑤ $49 - 32 =$

⑥ $62 + 5 =$

⑦ $1 + 2 + 9 =$

⑧ $45 - 29 =$

⑨ $56 + 43 =$

⑩ $24 \times 11 =$

⑪ $42 \div 14 =$

⑫ $8 \times 12 =$

⑬ $8 \times 8 - 7 =$

⑭ $61 + 23 =$

⑮ $20 + 32 =$

⑯ $19 \times 2 \times 2 =$

⑰ $17 + 22 =$

⑱ $24 + 31 =$

⑲ $48 \div 16 =$

⑳ $56 \div 28 =$

 脳チャレ！ **11×32 を暗算してみよう！**

雨垂れ石をも穿つ

四則演算

163日目

学習日　　　　　月　　　　　日

目標　　かかった時間

3分　　　　　分

正答数

／20

次の計算をしましょう。

① $44 + 20 =$

⑪ $1 + 6 \times 14 =$

② $28 \times 9 =$

⑫ $45 \div 9 =$

③ $58 \div 29 =$

⑬ $46 + 46 =$

④ $55 \times 3 =$

⑭ $33 + 36 =$

⑤ $40 - 18 =$

⑮ $17 + 2 \times 8 =$

⑥ $49 + 29 =$

⑯ $13 - 3 \times 2 =$

⑦ $2 + 9 + 8 =$

⑰ $8 + 26 =$

⑧ $11 \times 36 =$

⑱ $53 + 40 =$

⑨ $44 - 22 =$

⑲ $42 \div 21 =$

⑩ $26 \div 2 =$

⑳ $14 - 1 \times 5 =$

脳チャレ！　**120 から 36 ずつひいてみよう！（こたえは声に出して）**

前ページの
こたえ
①108 ②30 ③140 ④4 ⑤17 ⑥67 ⑦12 ⑧16 ⑨99 ⑩264 ⑪3 ⑫96
⑬57 ⑭84 ⑮52 ⑯76 ⑰39 ⑱55 ⑲3 ⑳2　脳チャレ！…352

今日も空欄を埋める！
穴埋め
164日目

学習日　　　　月　　　　日
目標　　かかった時間
3分　　　　　　分
正答数
/20

次の□にあてはまる数,もしくは符号（+,−,×,÷）をこたえましょう。

① $24\ \boxed{}\ 37=61$

② $\boxed{}\times2=136$

③ $\boxed{}+31=89$

④ $45+\boxed{}=59$

⑤ $34-\boxed{}=20$

⑥ $47+\boxed{}=56$

⑦ $\boxed{}-47=4$

⑧ $\boxed{}\times9=198$

⑨ $53+\boxed{}=82$

⑩ $63\times\boxed{}=189$

⑪ $\boxed{}\times3=102$

⑫ $35\ \boxed{}\ 2=37$

⑬ $\boxed{}+5=73$

⑭ $4\times\boxed{}=224$

⑮ $\boxed{}-15=30$

⑯ $51-\boxed{}=17$

⑰ $\boxed{}\times8=72$

⑱ $45\div\boxed{}=15$

⑲ $\boxed{}+31=97$

⑳ $\boxed{}\times3=117$

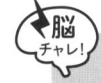 脳チャレ！ 1〜10までの3の倍数を全部たしてみよう！

前ページの こたえ ①64 ②252 ③2 ④165 ⑤22 ⑥78 ⑦19 ⑧396 ⑨22 ⑩13 ⑪85 ⑫5 ⑬92 ⑭69 ⑮33 ⑯7 ⑰34 ⑱93 ⑲2 ⑳9 脳チャレ！…84, 48, 12

171

脳の未来のために

165日目

四則演算

学習日　　　月　　　日

目標 **3**分　かかった時間　　　分

正答数　／20

次の計算をしましょう。

① $45 \div 15 =$

② $52 \times 60 =$

③ $9 \times 32 =$

④ $40 \div 2 =$

⑤ $66 \times 6 =$

⑥ $26 - 21 =$

⑦ $56 \div 8 =$

⑧ $18 + 2 - 7 =$

⑨ $38 - 24 =$

⑩ $11 + 42 =$

⑪ $11 + 2 \times 8 =$

⑫ $4 \times 22 =$

⑬ $68 \times 2 =$

⑭ $55 \times 7 =$

⑮ $16 \div 8 =$

⑯ $45 \times 11 =$

⑰ $3 + 5 \times 13 =$

⑱ $26 + 32 =$

⑲ $31 + 13 =$

⑳ $40 \div 40 =$

 脳チャレ！　⑦$\frac{9}{5}$と⑦2で、どちらが大きいかこたえよう！

前ページの
こたえ
①＋ ②68 ③58 ④14 ⑤14 ⑥9 ⑦51 ⑧22 ⑨29 ⑩3 ⑪34 ⑫＋ ⑬68
⑭56 ⑮45 ⑯34 ⑰9 ⑱3 ⑲66 ⑳39　脳チャレ！…18

時間との格闘

166日目

四則演算

学習日　　　月　　　日

目標 **2**分　かかった時間　　　分

正答数　／20

次の計算をしましょう。

① $10 \times 22 =$

② $9 \div 3 =$

③ $4 \times 6 \times 5 =$

④ $16 \div 4 - 1 =$

⑤ $64 + 11 =$

⑥ $65 \times 20 =$

⑦ $35 \div 7 =$

⑧ $54 \div 6 =$

⑨ $64 \times 11 =$

⑩ $46 + 23 =$

⑪ $39 - 11 =$

⑫ $15 + 26 =$

⑬ $51 \div 17 =$

⑭ $50 + 15 =$

⑮ $65 - 48 =$

⑯ $41 - 12 =$

⑰ $5 \times 45 =$

⑱ $46 + 44 =$

⑲ $56 + 27 =$

⑳ $47 - 14 =$

脳チャレ！

いまの時刻の 90 分前が何時何分か考えよう！

前ページの
こたえ
①3 ②3120 ③288 ④20 ⑤396 ⑥5 ⑦7 ⑧13 ⑨14 ⑩53 ⑪27 ⑫88
⑬136 ⑭385 ⑮2 ⑯495 ⑰68 ⑱58 ⑲44 ⑳1　脳チャレ！…⑦

173

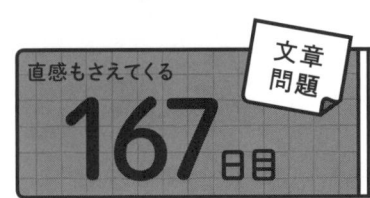

直感もさえてくる 文章問題

167日目

1 左のマスの数字とちがっているのは，右のマスのどの数字でしょうか。その数字をかきましょう。　さがす

7	7	3	8	1
4	1	4	4	8
9	2	0	3	8
0	7	8	4	8
0	3	1	0	2

7	7	3	8	1
4	1	4	4	8
9	2	0	3	8
0	7	8	9	8
0	3	1	0	2

こたえ

2 ア〜オのうち，組み立てて立方体にならないものは，どれでしょう。　図形

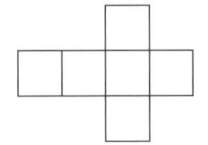
ア

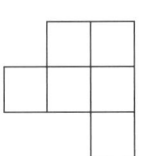
イ

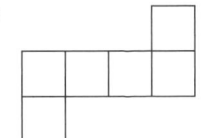
ウ

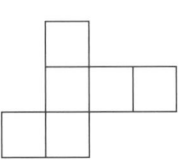
エ

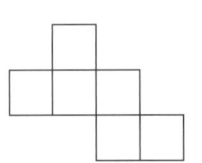
オ

こたえ

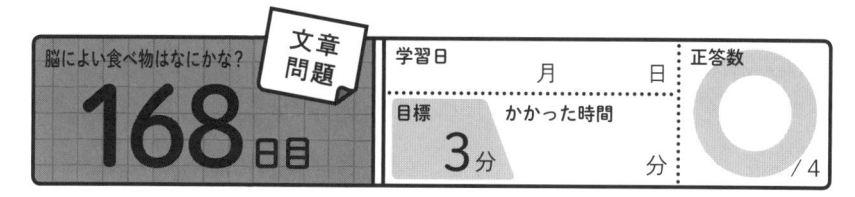

1 ア，イにあてはまる人数をこたえましょう。　計算

		バイク		合計
		ある	ない	
自転車	ある		32 人	43 人
	ない	9 人		
合計		ア	50 人	イ

ア

イ

2 下の所持金の中からいくらか出して，ある商品を買ったところ，50 円のおつりがきました。いくら出して，ア〜エのどの商品を買ったのか，こたえましょう。　計算

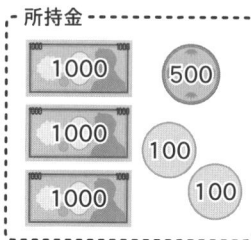

所持金

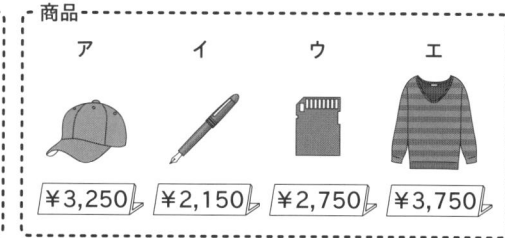

商品

ア	イ	ウ	エ
¥3,250	¥2,150	¥2,750	¥3,750

出した金額

商品

手書きもいいですよね

169日目

四則演算

学習日　　　月　　　日

目標 **3**分　かかった時間　　分

正答数　/ 20

次の計算をしましょう。

① $12 \div 2 - 4 =$

② $12 \times 4 \times 5 =$

③ $30 \div 2 =$

④ $64 - 45 =$

⑤ $54 \div 27 =$

⑥ $4 \times 8 - 5 =$

⑦ $54 \div 1 =$

⑧ $28 \times 11 =$

⑨ $2 + 4 \div 4 =$

⑩ $27 + 33 =$

⑪ $45 - 14 =$

⑫ $45 + 12 =$

⑬ $46 \div 23 =$

⑭ $34 \times 70 =$

⑮ $10 - 3 \times 3 =$

⑯ $13 \times 3 \times 3 =$

⑰ $12 - 8 =$

⑱ $8 + 11 \times 3 =$

⑲ $70 + 23 =$

⑳ $43 - 30 =$

脳チャレ！ **11×33 を暗算してみよう！**

前ページのこたえ 1 ア 20人　イ 70人　　2 （出した金額）2,200 円　（商品）イ

次の計算をしましょう。

① $52 \div 4 =$

② $18 - 4 - 8 =$

③ $20 \times 49 =$

④ $51 - 43 =$

⑤ $70 - 42 =$

⑥ $6 \times 8 - 12 =$

⑦ $64 + 37 =$

⑧ $60 \times 22 =$

⑨ $40 - 17 =$

⑩ $46 + 14 =$

⑪ $35 - 16 =$

⑫ $12 + 2 =$

⑬ $55 + 30 =$

⑭ $50 \times 80 =$

⑮ $64 - 9 =$

⑯ $66 \div 3 =$

⑰ $48 \div 16 =$

⑱ $54 + 36 =$

⑲ $52 \times 8 =$

⑳ $38 \div 19 =$

 150 から 42 ずつひいてみよう！（こたえは声に出して）

日頃から数字を意識しよう　穴埋め

171日目

学習日　　月　　　日

目標　　かかった時間

3分　　　　　分

正答数　／20

次の□にあてはまる数, もしくは符号（＋, －, ×, ÷）をこたえましょう。

① $8\ \boxed{}\ 8 = 1$

② $36 + \boxed{} = 49$

③ $\boxed{} + 28 = 54$

④ $14 \times \boxed{} = 42$

⑤ $72 \div \boxed{} = 12$

⑥ $39\ \boxed{}\ 3 = 13$

⑦ $18 + \boxed{} = 66$

⑧ $\boxed{} \div 1 = 24$

⑨ $52 - \boxed{} = 47$

⑩ $\boxed{} + 42 = 114$

⑪ $55 - \boxed{} = 34$

⑫ $\boxed{} - 15 = 24$

⑬ $17\ \boxed{}\ 1 = 18$

⑭ $\boxed{} + 10 = 77$

⑮ $43 + \boxed{} = 67$

⑯ $\boxed{} \times 3 = 93$

⑰ $\boxed{} \div 8 = 15$

⑱ $70 - \boxed{} = 31$

⑲ $\boxed{} + 29 = 80$

⑳ $\boxed{} \div 3 = 27$

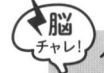 脳チャレ！

1 ～ 10 までの 3 の倍数を全部かけてみよう！

前ページの
こたえ　①13 ②6 ③980 ④8 ⑤28 ⑥36 ⑦101 ⑧1320 ⑨23 ⑩60 ⑪19 ⑫14 ⑬85 ⑭4000 ⑮55 ⑯22 ⑰3 ⑱90 ⑲416 ⑳2　脳チャレ！…108, 66, 24

ドリルを持ち歩いてみては

172日目

四則演算

学習日　　　月　　　日

目標 **3**分　かかった時間　　　分

正答数　／20

次の計算をしましょう。

① 38＋48＝

② 20＋31＝

③ 47－16＝

④ 11×38＝

⑤ 33－4＝

⑥ 6×19＝

⑦ 10＋3×4＝

⑧ 51×20＝

⑨ 6×4×10＝

⑩ 14＋19＝

⑪ 38＋11＝

⑫ 56－21＝

⑬ 71×5＝

⑭ 52÷2＝

⑮ 64×7＝

⑯ 72÷12＝

⑰ 8＋27＝

⑱ 47－46＝

⑲ 75÷3＝

⑳ 7＋1＋11＝

 脳チャレ！ ⑦3と④$\frac{13}{4}$で、どちらが大きいかこたえよう！

サクサク計算

173日目

四則演算

学習日　　　月　　　日

目標 **2**分　かかった時間　　分

正答数　/ 20

次の計算をしましょう。

① $53 - 25 =$ 　

② $40 - 16 =$ 　

③ $70 \times 13 =$ 　

④ $46 + 49 =$ 　

⑤ $7 + 7 + 4 =$ 　

⑥ $24 \times 9 =$ 　

⑦ $57 \times 5 =$ 　

⑧ $11 \times 36 =$ 　

⑨ $21 + 45 =$ 　

⑩ $63 \div 7 =$ 　

⑪ $56 + 33 =$ 　

⑫ $33 + 26 =$ 　

⑬ $52 - 24 =$ 　

⑭ $16 - 3 \times 4 =$ 　

⑮ $50 - 18 =$ 　

⑯ $63 \times 4 =$ 　

⑰ $7 \times 13 - 8 =$ 　

⑱ $58 + 24 =$ 　

⑲ $62 \div 2 =$ 　

⑳ $70 \times 19 =$ 　

 脳チャレ！

計算問題を5題、自作してみよう！

180

前ページの ●こたえ　①86 ②51 ③31 ④418 ⑤29 ⑥114 ⑦22 ⑧1020 ⑨240 ⑩33 ⑪49 ⑫35 ⑬355 ⑭26 ⑮448 ⑯6 ⑰35 ⑱1 ⑲25 ⑳19　脳チャレ！…④

★の位置までサイコロを転がすと，ア～エのうち
どのようになりますか。サイコロの向かいあう面
の目は，たすと7になります。

こたえ

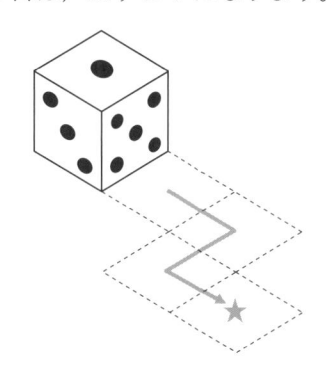

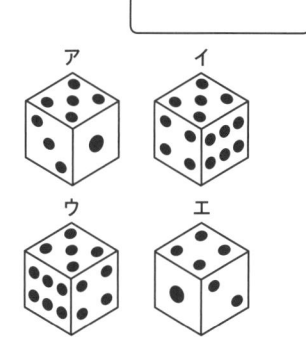

下の展開図を組み立ててできる立体は，ア～エの
うちどれでしょう。

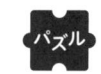

こたえ

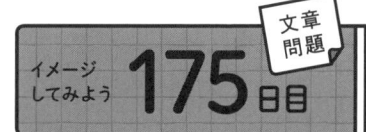

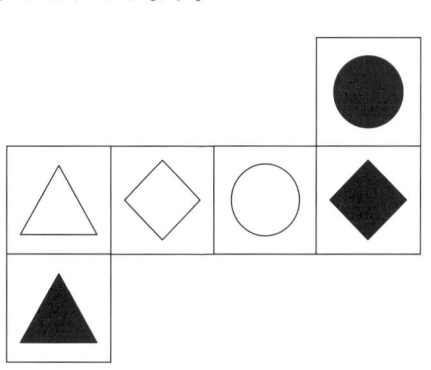

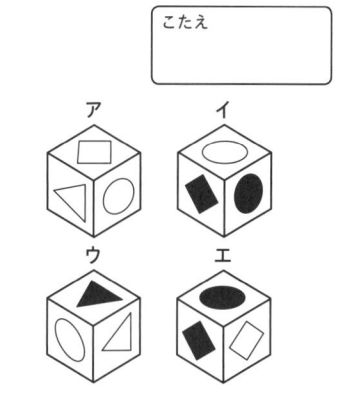

集中を切らさずに

176日目

四則演算

学習日　　月　　日

目標 **3**分　かかった時間　　分

正答数　／20

次の計算をしましょう。

① $42 - 17 =$ ⬜

⑪ $55 - 43 =$ ⬜

② $3 \times 6 + 12 =$ ⬜

⑫ $49 + 16 =$ ⬜

③ $27 + 13 =$ ⬜

⑬ $58 - 2 =$ ⬜

④ $7 \times 42 =$ ⬜

⑭ $51 - 42 =$ ⬜

⑤ $51 + 49 =$ ⬜

⑮ $38 + 49 =$ ⬜

⑥ $62 + 19 =$ ⬜

⑯ $60 - 39 =$ ⬜

⑦ $30 \times 16 =$ ⬜

⑰ $45 \times 20 =$ ⬜

⑧ $14 \times 3 - 4 =$ ⬜

⑱ $9 \times 35 =$ ⬜

⑨ $52 \div 13 =$ ⬜

⑲ $48 + 38 =$ ⬜

⑩ $7 - 2 \times 2 =$ ⬜

⑳ $14 \times 5 - 5 =$ ⬜

脳チャレ！ 「東西南北」の画数を全部たしてみよう！

| 学習日 | 月 | 日 | 正答数 |
| 目標 **3**分 | かかった時間 | 分 | / 20 |

次の計算をしましょう。

① $56 \times 3 =$

② $40 \times 26 =$

③ $11 \times 49 =$

④ $68 \div 4 =$

⑤ $33 - 19 =$

⑥ $42 - 28 =$

⑦ $14 + 2 + 5 =$

⑧ $70 - 36 =$

⑨ $42 - 37 =$

⑩ $43 - 19 =$

⑪ $3 \times 31 =$

⑫ $60 + 14 =$

⑬ $8 + 4 - 1 =$

⑭ $11 \times 55 =$

⑮ $17 + 22 =$

⑯ $49 - 12 =$

⑰ $42 \div 6 =$

⑱ $23 \times 30 =$

⑲ $75 \div 25 =$

⑳ $17 - 12 =$

 脳チャレ！ 2000円の1割引きの値段をもとめよう！

前ページの こたえ ①25 ②30 ③40 ④294 ⑤100 ⑥81 ⑦480 ⑧38 ⑨4 ⑩3 ⑪12 ⑫65 ⑬56 ⑭9 ⑮87 ⑯21 ⑰900 ⑱315 ⑲86 ⑳65 脳チャレ！…28画

183

手軽に3分トレーニング 穴埋め

178日目

学習日　　　　月　　　　日

目標　　かかった時間

3分　　　　　分

正答数

／20

次の□にあてはまる数, もしくは符号（＋, －, ×, ÷）をこたえましょう。

① [　] $× 3 = 141$

② $5 ×$ [　] $= 180$

③ [　] $+ 7 = 41$

④ $37 -$ [　] $= 2$

⑤ 6 [　] $3 = 9$

⑥ [　] $× 53 = 106$

⑦ $70 -$ [　] $= 42$

⑧ [　] $× 43 = 129$

⑨ $27 +$ [　] $= 38$

⑩ $76 ÷$ [　] $= 4$

⑪ [　] $× 45 = 90$

⑫ $13 ×$ [　] $= 65$

⑬ [　] $+ 48 = 121$

⑭ 48 [　] $8 = 40$

⑮ $3 ×$ [　] $= 57$

⑯ $13 +$ [　] $= 41$

⑰ [　] $+ 14 = 31$

⑱ $81 ÷$ [　] $= 3$

⑲ $13 +$ [　] $= 20$

⑳ 30 [　] $5 = 25$

 脳チャレ！ 2 の 3 乗（$2^3 = 2×2×2$）を計算してみよう！

前ページの●こたえ　①168 ②1040 ③539 ④17 ⑤14 ⑥14 ⑦21 ⑧34 ⑨5 ⑩24 ⑪93 ⑫74 ⑬11 ⑭605 ⑮39 ⑯37 ⑰7 ⑱690 ⑲3 ⑳5　脳チャレ！…1800 円

間違ったらもう一度！

四則演算

179日目

学習日　　　月　　　日

目標　かかった時間

3分　　　分

正答数

/20

次の計算をしましょう。

① $70 \div 5 =$

② $46 - 8 =$

③ $70 \times 15 =$

④ $56 \div 28 =$

⑤ $67 + 38 =$

⑥ $4 + 3 - 6 =$

⑦ $36 \div 18 =$

⑧ $69 + 24 =$

⑨ $74 \times 6 =$

⑩ $13 + 16 =$

⑪ $17 - 9 - 7 =$

⑫ $48 - 17 =$

⑬ $6 \times 47 =$

⑭ $26 \div 26 =$

⑮ $56 \div 4 =$

⑯ $56 - 23 =$

⑰ $66 \div 11 =$

⑱ $30 + 74 =$

⑲ $11 \times 17 =$

⑳ $73 + 14 =$

 脳チャレ！

日曜日の2日前は何曜日かこたえよう！

次の計算をしましょう。

① $19 \times 7 =$

② $25 - 10 =$

③ $6 \times 11 + 2 =$

④ $56 - 8 =$

⑤ $12 \div 3 + 6 =$

⑥ $54 \div 27 =$

⑦ $11 + 11 =$

⑧ $43 - 1 =$

⑨ $9 - 18 \div 9 =$

⑩ $51 \times 30 =$

⑪ $32 \times 9 =$

⑫ $38 \div 1 =$

⑬ $68 - 39 =$

⑭ $64 \div 16 =$

⑮ $72 - 28 =$

⑯ $43 + 24 =$

⑰ $66 - 23 =$

⑱ $12 + 4 \times 8 =$

⑲ $6 \times 48 =$

⑳ $40 \div 8 =$

脳チャレ！　いまの時刻の 20 分後が何時何分か考えよう！

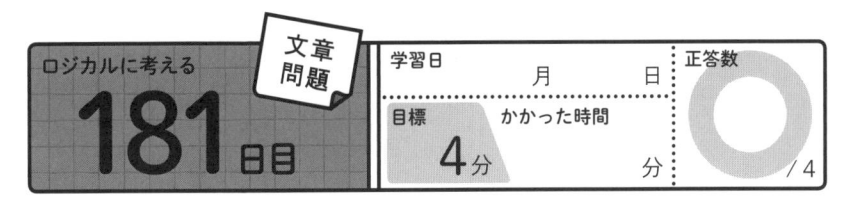

ロジカルに考える

181日目

文章問題

学習日　　　月　　　日

目標 **4**分　　かかった時間　　　分

正答数　　／4

---

1 次の漢字で書かれた数を，数字で書きなおしましょう。

計算

① 四十五億五千万三十

①

② 三百二億百九万四千八

②

---

2 次の三角形の中の数は，ある決まりにしたがって並んでいます。「?」に入る数をこたえましょう。

パズル

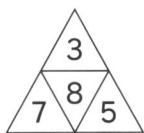 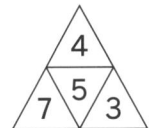 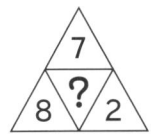

こたえ

---

3 左のサイコロを参考にして，右の「?」の目の数をこたえましょう。サイコロの向いあう面の目は，たすと7になります。

パズル

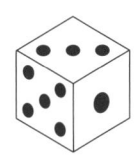 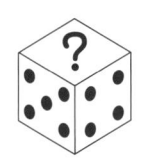

こたえ

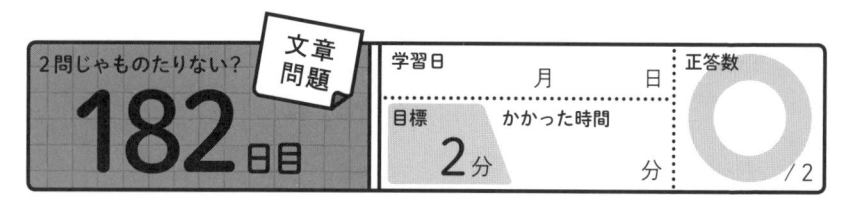

2問じゃものたりない？

182日目

文章問題

学習日　　　月　　　日

目標 **2**分　　かかった時間　　　分

正答数　　/2

1 おやつを食べていました。何分たったでしょう。 計算

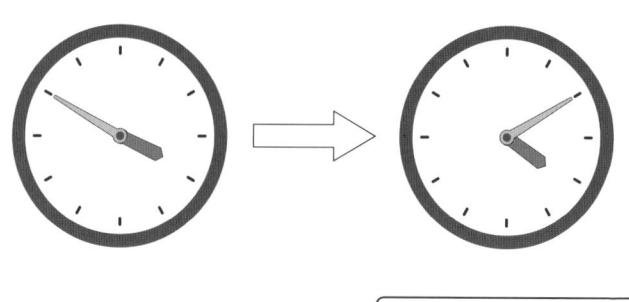

こたえ

2 □にあてはまる図形を，ア～エから選びましょう。 図形

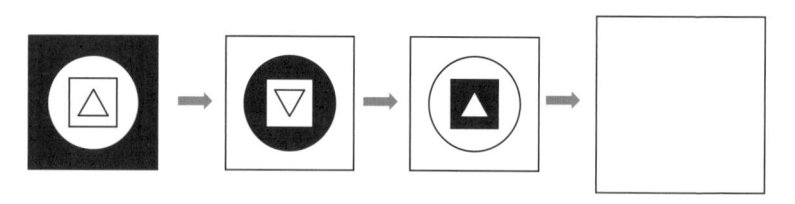

ア 　イ 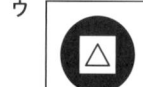　ウ 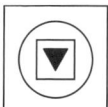　エ

こたえ

前ページのこたえ
188

1 ① 4,550,000,030 ② 30,201,094,008

2 6 ［7×2−8＝6］ 3 1

いよいよ折り返し！

四則演算

183日目

学習日　　　月　　　日

正答数

目標　かかった時間

3分　　　分

/ 20

次の計算をしましょう。

① $41 - 18 =$

② $49 - 23 =$

③ $22 + 31 =$

④ $34 - 17 =$

⑤ $3 + 2 \times 3 =$

⑥ $9 \times 45 =$

⑦ $69 \div 23 =$

⑧ $50 \times 34 =$

⑨ $37 + 30 =$

⑩ $69 - 22 =$

⑪ $62 + 9 =$

⑫ $6 - 2 + 7 =$

⑬ $41 + 12 =$

⑭ $7 \times 3 \times 5 =$

⑮ $6 \div 2 - 2 =$

⑯ $34 - 1 =$

⑰ $54 \div 9 =$

⑱ $58 - 24 =$

⑲ $7 \times 3 \times 3 =$

⑳ $49 \times 40 =$

脳チャレ！ **11×34 を暗算してみよう！**

 前ページのこたえ　1　20 分　　2　エ

189

たいしたものです
184日目

四則演算

学習日　　　月　　　日

目標 **3**分　　かかった時間　　　分

正答数　　／20

次の計算をしましょう。

① 70 ÷ 7 =

② 72 + 29 =

③ 55 − 33 =

④ 7 × 34 =

⑤ 6 + 4 + 8 =

⑥ 74 × 20 =

⑦ 35 − 26 =

⑧ 51 − 26 =

⑨ 3 − 6 + 13 =

⑩ 9 + 37 =

⑪ 19 − 3 − 4 =

⑫ 56 − 16 =

⑬ 72 ÷ 18 =

⑭ 15 + 40 =

⑮ 54 ÷ 3 =

⑯ 69 − 40 =

⑰ 29 × 11 =

⑱ 6 × 2 + 1 =

⑲ 67 + 45 =

⑳ 55 − 47 =

 3000円の2割引きの値段をもとめよう！

190

前ページの
こたえ

①23 ②26 ③53 ④17 ⑤9 ⑥405 ⑦3 ⑧1700 ⑨67 ⑩47 ⑪71 ⑫11
⑬53 ⑭105 ⑮1 ⑯33 ⑰6 ⑱34 ⑲63 ⑳1960　脳チャレ！…374

次の□にあてはまる数,もしくは符号(+, −, ×, ÷)をこたえましょう。

① $\boxed{} \div 7 = 2$

② $74 + \boxed{} = 99$

③ $6 \boxed{} 6 = 1$

④ $\boxed{} - 10 = 47$

⑤ $36 \boxed{} 27 = 9$

⑥ $\boxed{} \div 6 = 21$

⑦ $69 \div \boxed{} = 23$

⑧ $52 \boxed{} 1 = 53$

⑨ $\boxed{} \times 30 = 1020$

⑩ $41 \times \boxed{} = 164$

⑪ $68 - \boxed{} = 50$

⑫ $\boxed{} + 45 = 108$

⑬ $\boxed{} + 22 = 95$

⑭ $62 \boxed{} 10 = 72$

⑮ $49 \times \boxed{} = 0$

⑯ $3 \boxed{} 2 = 6$

⑰ $32 - \boxed{} = 22$

⑱ $71 - \boxed{} = 24$

⑲ $\boxed{} + 19 = 31$

⑳ $\boxed{} \times 4 = 176$

脳チャレ!

3の3乗 ($3^3 = 3 \times 3 \times 3$) を計算してみよう!

前ページの
こたえ
①10 ②101 ③22 ④238 ⑤18 ⑥1480 ⑦9 ⑧25 ⑨10 ⑩46 ⑪12 ⑫40 ⑬4 ⑭55 ⑮18 ⑯29 ⑰319 ⑱13 ⑲112 ⑳8　脳チャレ!…2400 円

191

学習日　　　月　　　日

正答数　　　/20

目標 **3**分　　かかった時間　　分

次の計算をしましょう。

① $42 \div 6 =$

② $32 + 11 =$

③ $63 + 49 =$

④ $66 \times 4 =$

⑤ $16 + 13 =$

⑥ $38 + 42 =$

⑦ $3 + 3 \times 17 =$

⑧ $5 + 2 + 16 =$

⑨ $53 \times 6 =$

⑩ $72 + 7 =$

⑪ $54 \div 18 =$

⑫ $9 - 2 + 3 =$

⑬ $38 + 25 =$

⑭ $24 + 30 =$

⑮ $63 \div 9 =$

⑯ $68 - 33 =$

⑰ $1 - 6 + 19 =$

⑱ $50 \times 27 =$

⑲ $4 \div 4 + 8 =$

⑳ $29 - 26 =$

脳チャレ！ **月曜日の4日前は何曜日かこたえよう！**

192

前ページの ●こたえ ①14 ②25 ③÷ ④57 ⑤− ⑥126 ⑦3 ⑧＋ ⑨34 ⑩4 ⑪18 ⑫63 ⑬73 ⑭＋ ⑮0 ⑯× ⑰10 ⑱47 ⑲12 ⑳44　脳チャレ！…27

ミスを減らす

187日目

四則演算

学習日　　　　月　　　日

目標 **2**分　かかった時間　　　分

正答数　/20

次の計算をしましょう。

① $5 \times 42 =$

② $50 \times 11 =$

③ $75 \div 15 =$

④ $66 + 23 =$

⑤ $0 \times 2 + 2 =$

⑥ $4 \div 2 + 9 =$

⑦ $43 - 41 =$

⑧ $32 \div 8 =$

⑨ $6 \times 37 =$

⑩ $3 \times 21 =$

⑪ $4 - 5 + 13 =$

⑫ $49 + 42 =$

⑬ $45 \times 7 =$

⑭ $12 + 2 \times 2 =$

⑮ $29 + 48 =$

⑯ $42 + 16 =$

⑰ $48 \times 2 =$

⑱ $4 - 9 + 12 =$

⑲ $44 - 12 =$

⑳ $45 - 9 =$

脳チャレ！ いまの時刻の 35 分後が何時何分か考えよう！

コツをつかめば簡単

188日目

文章問題

学習日　　　　月　　　　日

目標 3分　　かかった時間　　　分

正答数　　/3

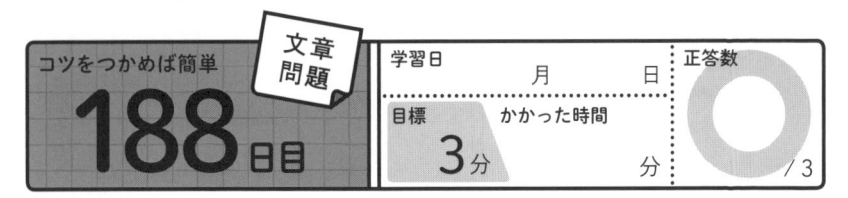

1 次のカードの中から5枚選んで,「10000」にもっとも近い数をつくりましょう。

パズル

| 9 | 2 | 7 | 8 | 6 | 4 | 1 |

| 6 | 4 | 9 | 5 | 3 | 7 | 1 |

こたえ

2 縦・横・斜めの数をたすと15になるように,1〜9までの数を1つずつ入れます。ア,イに入る数をこたえましょう。

パズル

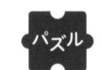

ア		
9		イ
2	7	6

ア

イ

前ページのこたえ ①210 ②550 ③5 ④89 ⑤2 ⑥11 ⑦2 ⑧4 ⑨222 ⑩63 ⑪12 ⑫91 ⑬315 ⑭16 ⑮77 ⑯58 ⑰96 ⑱7 ⑲32 ⑳36

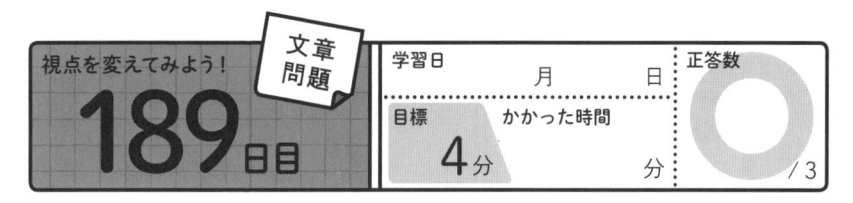

1 図のように，マッチ棒を使って正方形をつくっていきます。マッチ棒が全部で36本あるとき，最多で正方形を何個つくれるでしょう。

図形

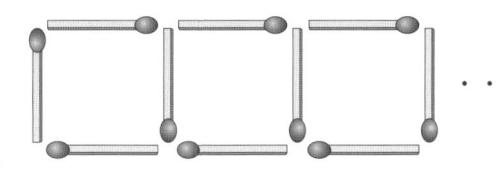

・・・

こたえ

2 左のサイコロを参考にして，右の「？」の目の数をこたえましょう。サイコロの向いあう面の目は，たすと7になります。

パズル

こたえ

3 次の三角形の中の数は，ある決まりにしたがって並んでいます。「？」に入る数をこたえましょう。

パズル

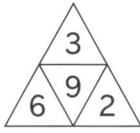 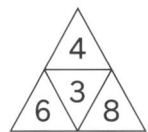 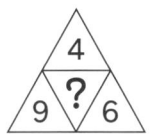

こたえ

達成表もわすれずに

190日目

四則演算

学習日　　　月　　　日

目標　かかった時間　　3分　　　分

正答数　/20

次の計算をしましょう。

① $11 \times 45 =$

② $40 \times 25 =$

③ $54 + 37 =$

④ $44 \div 2 =$

⑤ $16 \div 2 + 5 =$

⑥ $9 \times 38 =$

⑦ $52 \div 13 =$

⑧ $34 - 14 =$

⑨ $29 - 27 =$

⑩ $73 - 23 =$

⑪ $2 \times 4 - 1 =$

⑫ $9 \times 34 =$

⑬ $3 \times 49 =$

⑭ $39 - 17 =$

⑮ $4 \times 0 + 2 =$

⑯ $40 \times 28 =$

⑰ $22 + 46 =$

⑱ $15 \div 5 + 8 =$

⑲ $22 \div 22 =$

⑳ $58 - 38 =$

脳チャレ！ **11×35 を暗算してみよう！**

前ページの●こたえ　196

1　11個　　2　6

3　6　[4×9÷6＝6]

ぐんぐん脳が若返る
191日目
四則演算

学習日　　　　月　　　　日
目標　かかった時間
3分　　　　　分
正答数
／20

次の計算をしましょう。

① $69 \div 23 =$

② $10 - 4 + 5 =$

③ $26 - 14 =$

④ $65 + 19 =$

⑤ $42 \div 3 =$

⑥ $65 \div 13 =$

⑦ $10 - 10 =$

⑧ $35 - 23 =$

⑨ $24 - 15 =$

⑩ $17 \times 60 =$

⑪ $32 \div 4 =$

⑫ $74 \times 2 =$

⑬ $31 + 16 =$

⑭ $56 \div 7 =$

⑮ $39 + 38 =$

⑯ $68 - 0 =$

⑰ $69 + 42 =$

⑱ $40 \times 24 =$

⑲ $2 + 41 =$

⑳ $52 \times 30 =$

 脳チャレ！ 2400円の5割引きの値段をもとめよう！

次の□にあてはまる数，もしくは符号（＋，－，×，÷）をこたえましょう。

① $\boxed{} + 30 = 94$

② $\boxed{} \times 11 = 55$

③ $2 \boxed{} 9 = 18$

④ $\boxed{} - 25 = 45$

⑤ $45 \times \boxed{} = 90$

⑥ $55 \times \boxed{} = 220$

⑦ $4 + \boxed{} = 72$

⑧ $\boxed{} + 43 = 117$

⑨ $\boxed{} - 40 = 24$

⑩ $\boxed{} \div 8 = 13$

⑪ $68 \div \boxed{} = 4$

⑫ $60 \div \boxed{} = 15$

⑬ $\boxed{} \div 6 = 17$

⑭ $61 \times \boxed{} = 122$

⑮ $\boxed{} - 20 = 28$

⑯ $45 - \boxed{} = 23$

⑰ $43 \boxed{} 2 = 45$

⑱ $6 \times \boxed{} = 186$

⑲ $\boxed{} \times 4 = 52$

⑳ $\boxed{} \times 34 = 68$

 脳チャレ！ 4の3乗（$4^3 = 4 \times 4 \times 4$）を計算してみよう！

前ページの こたえ ①3 ②11 ③12 ④84 ⑤14 ⑥5 ⑦0 ⑧12 ⑨9 ⑩1020 ⑪8 ⑫148 ⑬47 ⑭8 ⑮77 ⑯68 ⑰111 ⑱960 ⑲43 ⑳1560 脳チャレ！…1200円

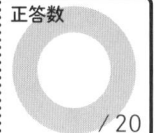

次の計算をしましょう。

① $14 + 23 =$ 　　　　⑪ $2 \times 33 =$

② $53 \times 2 =$ 　　　　⑫ $3 + 4 - 0 =$

③ $45 \div 9 =$ 　　　　⑬ $32 + 35 =$

④ $2 \times 35 =$ 　　　　⑭ $48 - 39 =$

⑤ $1 + 30 =$ 　　　　⑮ $51 \div 3 =$

⑥ $14 \times 30 =$ 　　　　⑯ $20 \times 28 =$

⑦ $35 + 49 =$ 　　　　⑰ $40 + 18 =$

⑧ $14 + 3 \times 5 =$ 　　　⑱ $4 + 3 + 17 =$

⑨ $38 + 22 =$ 　　　　⑲ $30 \div 5 =$

⑩ $74 \times 11 =$ 　　　　⑳ $62 \times 3 =$

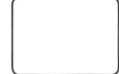 脳チャレ！ 水曜日の8日前は何曜日かこたえよう！

 前ページのこたえ ①64 ②5 ③× ④70 ⑤2 ⑥4 ⑦68 ⑧74 ⑨64 ⑩104 ⑪17 ⑫4 ⑬102 ⑭2 ⑮48 ⑯22 ⑰+ ⑱31 ⑲13 ⑳2　脳チャレ！…64

199

最速記録をめざす

四則演算

194日目

学習日　　　　月　　　　日　　正答数

目標　　かかった時間

2分　　　　　分　　／20

次の計算をしましょう。

① $4 \times 47 =$

② $63 + 35 =$

③ $3 \times 7 + 18 =$

④ $42 + 3 =$

⑤ $74 - 2 =$

⑥ $6 \times 5 - 13 =$

⑦ $16 + 36 =$

⑧ $65 + 31 =$

⑨ $65 \div 5 =$

⑩ $66 \div 3 =$

⑪ $8 \times 15 + 1 =$

⑫ $11 + 29 =$

⑬ $11 \times 22 =$

⑭ $45 \div 15 =$

⑮ $50 \times 30 =$

⑯ $64 + 47 =$

⑰ $38 + 10 =$

⑱ $56 \div 4 =$

⑲ $3 + 39 =$

⑳ $27 \div 9 =$

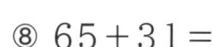 いまの時刻の 65 分後が何時何分か考えよう！

 前ページの こたえ

200

①37 ②106 ③5 ④70 ⑤31 ⑥420 ⑦84 ⑧29 ⑨60 ⑩814 ⑪66 ⑫7 ⑬67 ⑭9 ⑮17 ⑯560 ⑰58 ⑱24 ⑲6 ⑳186　脳チャレ！…火曜日

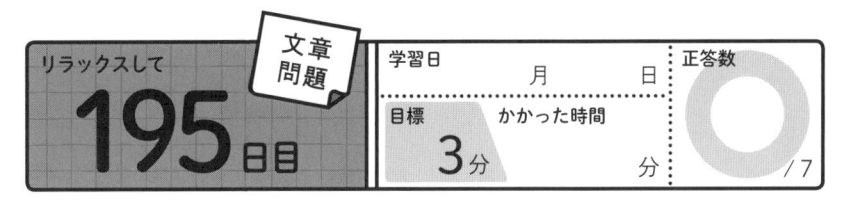

1 次の漢字のうち，その意味と色が合っている
ものは，いくつあるでしょう。

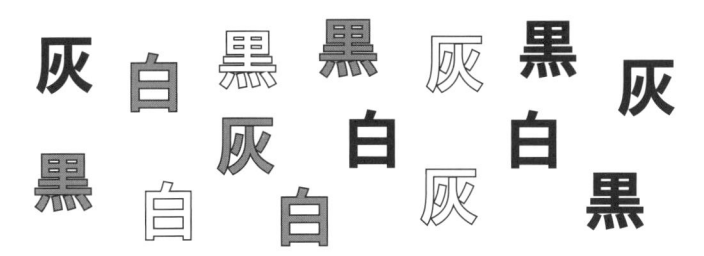

```
こたえ

```

2 となりどうしの ⬡ の中の数をたすと，上の
⬡ の中の数になります。ア～カにあてはま
る数をこたえましょう。

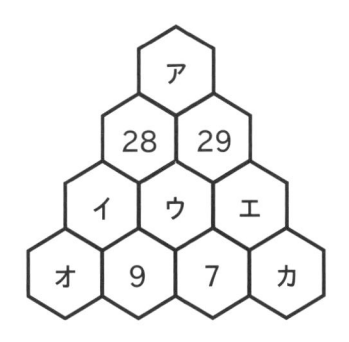

ア	イ

ウ	エ

オ	カ

前ページの
こたえ
①188 ②98 ③39 ④45 ⑤72 ⑥17 ⑦52 ⑧96 ⑨13 ⑩22 ⑪121 ⑫40
⑬242 ⑭3 ⑮1500 ⑯111 ⑰48 ⑱14 ⑲42 ⑳3

201

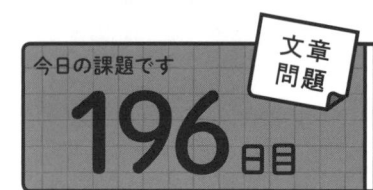

1 次の数を( )内の位で四捨五入しましょう。　**計算**

① 61096 （十の位）

> ①

② 89457 （千の位）

> ②

③ 388947 （一万の位）

> ③

2 1つだけ他とちがう図形がまぎれています。
さがして，A－1のように記号でこたえま
しょう。　**さがす**

	1	2	3	4	5	6
A						
B						
C						
D						

> こたえ

前ページの
こたえ　1 4つ　2 ア 57　イ 12　ウ 16　エ 13　オ 3　カ 6

加齢に負けない！

197日目

四則演算

学習日　　　月　　　日

目標 **3**分　かかった時間　　分

正答数　/20

次の計算をしましょう。

① $47 + 11 =$

② $3 \div 1 + 5 =$

③ $39 \div 3 =$

④ $40 \div 8 =$

⑤ $63 + 12 =$

⑥ $60 \div 15 =$

⑦ $5 + 25 =$

⑧ $53 \times 4 =$

⑨ $45 \div 3 =$

⑩ $18 \times 60 =$

⑪ $7 \times 3 + 13 =$

⑫ $10 - 4 - 4 =$

⑬ $4 \times 42 =$

⑭ $69 + 20 =$

⑮ $59 + 12 =$

⑯ $52 \times 8 =$

⑰ $3 \times 8 - 17 =$

⑱ $7 - 2 - 5 =$

⑲ $41 - 26 =$

⑳ $60 \div 12 =$

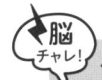
脳チャレ！ 11×36 を暗算してみよう！

次の計算をしましょう。

① $33 + 49 =$

② $60 \div 2 =$

③ $21 + 29 =$

④ $50 - 23 =$

⑤ $6 \times 9 + 17 =$

⑥ $68 - 35 =$

⑦ $62 - 8 =$

⑧ $3 \times 5 - 8 =$

⑨ $47 \times 40 =$

⑩ $36 \div 9 =$

⑪ $11 \times 38 =$

⑫ $6 \times 4 - 10 =$

⑬ $42 \div 6 =$

⑭ $70 + 40 =$

⑮ $46 + 15 =$

⑯ $73 + 35 =$

⑰ $40 \times 14 =$

⑱ $51 - 13 =$

⑲ $64 - 3 =$

⑳ $50 + 15 =$

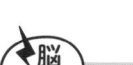 脳チャレ！　6100円の2割引きの値段をもとめよう！

前ページの○こたえ　①58 ②8 ③13 ④5 ⑤75 ⑥4 ⑦30 ⑧212 ⑨15 ⑩1080 ⑪34 ⑫2 ⑬168 ⑭89 ⑮71 ⑯416 ⑰7 ⑱0 ⑲15 ⑳5　脳チャレ！…396

次の□にあてはまる数, もしくは符号（＋, −, ×, ÷）をこたえましょう。

① $45 + \boxed{} = 74$

② $45 × \boxed{} = 180$

③ $\boxed{} + 14 = 19$

④ $\boxed{} × 11 = 121$

⑤ $\boxed{} × 7 = 161$

⑥ $\boxed{} - 35 = 38$

⑦ $49 \boxed{} 2 = 98$

⑧ $\boxed{} - 18 = 2$

⑨ $\boxed{} ÷ 43 = 3$

⑩ $\boxed{} × 3 = 144$

⑪ $44 - \boxed{} = 30$

⑫ $\boxed{} + 37 = 85$

⑬ $\boxed{} ÷ 4 = 16$

⑭ $\boxed{} ÷ 12 = 9$

⑮ $68 \boxed{} 2 = 70$

⑯ $\boxed{} × 35 = 70$

⑰ $\boxed{} ÷ 18 = 4$

⑱ $\boxed{} × 41 = 369$

⑲ $64 - \boxed{} = 30$

⑳ $27 - \boxed{} = 24$

 脳チャレ！ 2の4乗 $(2^4 = 2×2×2×2)$ を計算してみよう！

205

200日達成！

四則演算

200日目

学習日　　　　月　　　　日

目標　かかった時間

3分　　　　　分

正答数

／20

次の計算をしましょう。

① 62 − 30 =

② 59 − 5 =

③ 9 + 20 =

④ 70 ÷ 2 =

⑤ 58 + 37 =

⑥ 66 ÷ 6 =

⑦ 28 + 47 =

⑧ 7 × 26 =

⑨ 1 × 2 + 14 =

⑩ 13 + 32 =

⑪ 2 − 3 + 10 =

⑫ 67 × 3 =

⑬ 4 × 3 − 9 =

⑭ 4 + 45 =

⑮ 72 ÷ 24 =

⑯ 56 + 46 =

⑰ 35 + 48 =

⑱ 72 ÷ 8 =

⑲ 9 × 26 =

⑳ 3 × 44 =

 脳チャレ！ 木曜日の 10 日前は何曜日かこたえよう！

206

前ページの こたえ　①29 ②4 ③5 ④11 ⑤23 ⑥73 ⑦× ⑧20 ⑨129 ⑩48 ⑪14 ⑫48 ⑬64 ⑭108 ⑮＋ ⑯2 ⑰72 ⑱9 ⑲34 ⑳3　脳チャレ！…16

スピードを意識して

201日目

四則演算

学習日　　　月　　　日

目標 **2**分　かかった時間　　分

正答数　/20

次の計算をしましょう。

① $16 - 2 \times 7 =$

② $42 + 15 =$

③ $63 \times 30 =$

④ $3 - 7 + 12 =$

⑤ $25 + 31 =$

⑥ $53 - 29 =$

⑦ $68 + 10 =$

⑧ $3 \times 6 + 18 =$

⑨ $28 + 23 =$

⑩ $37 - 20 =$

⑪ $73 \times 8 =$

⑫ $6 \times 32 =$

⑬ $4 \times 7 - 18 =$

⑭ $3 \times 3 + 17 =$

⑮ $24 \div 8 =$

⑯ $5 - 2 + 14 =$

⑰ $74 - 19 =$

⑱ $56 - 23 =$

⑲ $20 \div 4 =$

⑳ $3 \times 2 \times 8 =$

脳チャレ！ いまの時刻の 17 分後が何時何分か考えよう！

前ページの こたえ ①32 ②54 ③29 ④35 ⑤95 ⑥11 ⑦75 ⑧182 ⑨16 ⑩45 ⑪9 ⑫201 ⑬3 ⑭49 ⑮3 ⑯102 ⑰83 ⑱9 ⑲234 ⑳132　脳チャレ！…月曜日

207

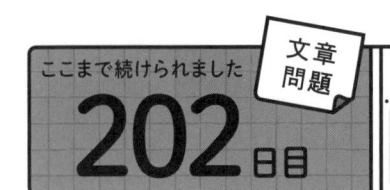

ここまで続けられました

202 日目

文章問題

学習日　　　月　　　日

目標 **2**分　かかった時間　　　分

正答数　/3

1 いちばん少ないくだものは，ア～カのうち，どれでしょう。

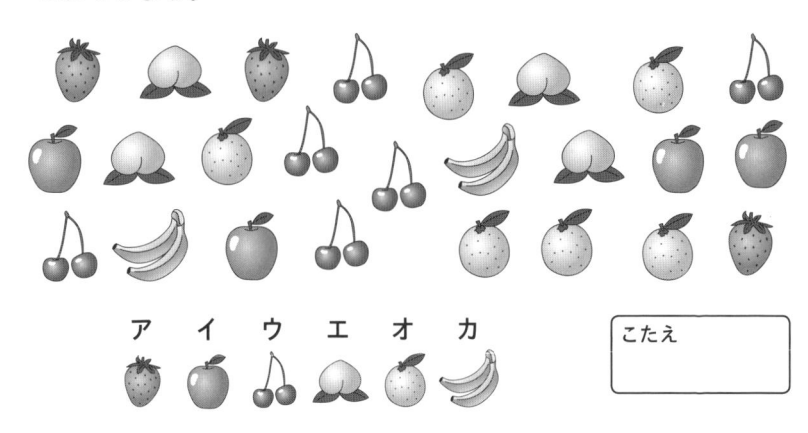

ア　イ　ウ　エ　オ　カ

こたえ

2 次のルールにしたがって，あいているマスに数を入れます。ア，イに入る数をこたえましょう。

《ルール》　(1)　太い枠の4マスに，1, 2, 3, 4が必ず1つずつ入る。
　　　　　 (2)　縦1列，横1行に，1, 2, 3, 4が必ず1つずつ入る。

		4	
	2		ア
イ		3	4
3		2	1

ア

イ

前ページのこたえ ①2 ②57 ③1890 ④8 ⑤56 ⑥24 ⑦78 ⑧36 ⑨51 ⑩17 ⑪584 ⑫192 ⑬10 ⑭26 ⑮3 ⑯17 ⑰55 ⑱33 ⑲5 ⑳48

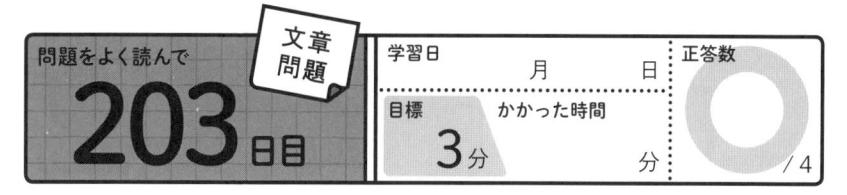

問題をよく読んで

文章問題

203日目

学習日　　　月　　　日

目標 3分　　かかった時間　　　分

正答数　　／4

1 次の問題にこたえましょう。

計算

① ウォーキングを毎日30分ずつ，12日間続けました。ウォーキングをした合計時間は時間になおすと何時間ですか。

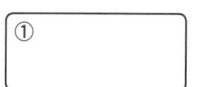

② 体重が78kgのAさんが3回目のダイエットに挑戦したところ，5か月後の体重が62kgになりました。Aさんは何kgのダイエットに成功しましたか。

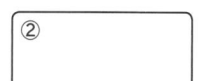

③ お土産のお菓子を1人8個ずつ20人に配ったところ，7個余りました。お菓子は全部で何個ありましたか。

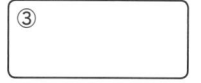

2 ア～オのうち，組み立てて立方体にならないものは，どれでしょう。

図形

ア
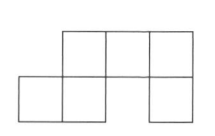

イ
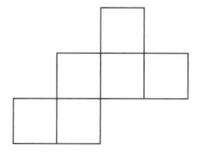

ウ
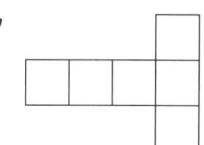

エ
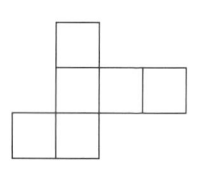

オ
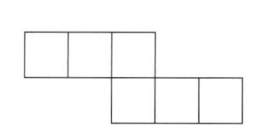

こたえ

今日はこれでばっちり！
204日目
四則演算

学習日　　　月　　　日
目標 **3**分　　かかった時間　　分
正答数　／20

次の計算をしましょう。

① $43 - 4 =$

② $35 + 26 =$

③ $60 \div 1 =$

④ $19 \times 3 - 7 =$

⑤ $16 + 6 \div 6 =$

⑥ $54 + 6 =$

⑦ $3 + 8 \times 9 =$

⑧ $45 - 41 =$

⑨ $5 \times 9 - 12 =$

⑩ $72 \div 12 =$

⑪ $46 + 41 =$

⑫ $49 \div 7 =$

⑬ $35 \div 5 =$

⑭ $14 + 2 \times 2 =$

⑮ $42 \times 50 =$

⑯ $17 \div 17 =$

⑰ $2 \times 5 \times 3 =$

⑱ $68 \times 11 =$

⑲ $5 \times 34 =$

⑳ $72 + 46 =$

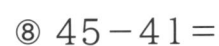 脳チャレ！ **11×37 を暗算してみよう！**

努力は報われます

205日目

四則演算

学習日　　月　　日

目標 **3**分　かかった時間　　分

正答数　／20

次の計算をしましょう。

① 60＋13＝

② 8×33＝

③ 62－36＝

④ 56＋37＝

⑤ 10＋7＋4＝

⑥ 45÷3＝

⑦ 17＋9－6＝

⑧ 36×50＝

⑨ 9×22＝

⑩ 14÷7－2＝

⑪ 72－29＝

⑫ 7×44＝

⑬ 64÷32＝

⑭ 11×29＝

⑮ 7×4＋18＝

⑯ 6×34＝

⑰ 73×20＝

⑱ 66÷33＝

⑲ 23－18＝

⑳ 27＋26＝

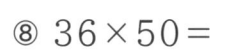 脳チャレ！

7200円の3割引きの値段をもとめよう！

211

次の□にあてはまる数,もしくは符号（＋,－,×,÷）をこたえましょう。

① $\boxed{} \times 61 = 366$

② $72 + \boxed{} = 73$

③ $\boxed{} \div 19 = 4$

④ $\boxed{} - 1 = 21$

⑤ $76 \div \boxed{} = 38$

⑥ $45 \boxed{} 5 = 9$

⑦ $78 \div \boxed{} = 3$

⑧ $\boxed{} + 22 = 96$

⑨ $9 + \boxed{} = 47$

⑩ $3 \boxed{} 1 = 2$

⑪ $75 \div \boxed{} = 25$

⑫ $\boxed{} + 43 = 66$

⑬ $\boxed{} + 28 = 70$

⑭ $\boxed{} - 4 = 44$

⑮ $31 - \boxed{} = 31$

⑯ $18 + \boxed{} = 64$

⑰ $26 \boxed{} 2 = 24$

⑱ $35 \div \boxed{} = 7$

⑲ $\boxed{} \times 6 = 360$

⑳ $\boxed{} \times 8 = 304$

 脳チャレ!

2の5乗（$2^5 = 2 \times 2 \times 2 \times 2 \times 2$）を計算してみよう！

前ページの●こたえ　①73 ②264 ③26 ④93 ⑤21 ⑥15 ⑦20 ⑧1800 ⑨198 ⑩0 ⑪43 ⑫308 ⑬2 ⑭319 ⑮46 ⑯204 ⑰1460 ⑱2 ⑲5 ⑳53　脳チャレ!…5040 円

人生もこれからです

四則演算

207日目

学習日　　　月　　　日

目標　　かかった時間
3分　　　　　分

正答数

／20

次の計算をしましょう。

① $18 \div 6 + 9 =$

② $73 - 12 =$

③ $11 \times 16 =$

④ $24 \div 4 =$

⑤ $7 \times 4 + 11 =$

⑥ $56 \div 4 =$

⑦ $11 + 41 =$

⑧ $52 - 41 =$

⑨ $70 + 36 =$

⑩ $57 \times 6 =$

⑪ $32 \times 9 =$

⑫ $60 \div 15 =$

⑬ $38 - 20 =$

⑭ $3 \times 7 - 13 =$

⑮ $12 + 49 =$

⑯ $4 \times 2 + 15 =$

⑰ $25 \div 5 =$

⑱ $32 + 21 =$

⑲ $13 \times 5 - 2 =$

⑳ $70 + 0 =$

脳チャレ!

土曜日の 12 日前は何曜日かこたえよう！

213

本領発揮といきますか
四則演算
208日目

学習日　　　月　　　日
目標 2分　かかった時間　　　分
正答数　　/20

次の計算をしましょう。

① $55 - 33 =$

② $63 \div 9 =$

③ $57 + 16 =$

④ $66 + 10 =$

⑤ $52 \div 4 =$

⑥ $20 \times 35 =$

⑦ $73 + 24 =$

⑧ $36 \div 3 =$

⑨ $11 \times 20 =$

⑩ $64 \div 16 =$

⑪ $30 \times 24 =$

⑫ $38 - 28 =$

⑬ $4 \times 2 + 17 =$

⑭ $24 \div 3 =$

⑮ $67 + 38 =$

⑯ $5 - 3 \div 1 =$

⑰ $39 \div 3 =$

⑱ $7 \times 9 + 11 =$

⑲ $71 \times 11 =$

⑳ $27 - 25 =$

脳チャレ！ P201の 2 のようなハチの巣計算パズルを2題、自作してみよう！

前ページの こたえ
①12 ②61 ③176 ④6 ⑤39 ⑥14 ⑦52 ⑧11 ⑨106 ⑩342 ⑪288 ⑫4
⑬18 ⑭8 ⑮61 ⑯23 ⑰5 ⑱53 ⑲63 ⑳70　脳チャレ！…月曜日

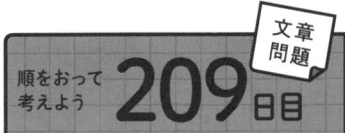

順をおって
考えよう **209**日目

いちばん重いものはどれでしょう。　

こたえ

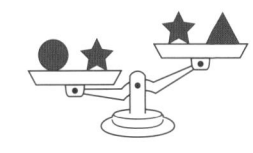 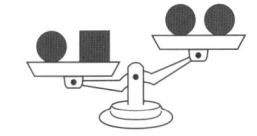 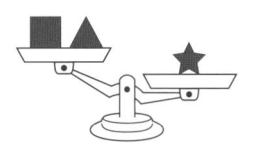

　　　　　　　　　　　　　　　ア　イ　ウ　エ
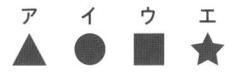

同じ重さで
置き換える **210**日目

次のようなつり合いの関係があるとき，どれ
をのせるとつり合うでしょう。　

こたえ

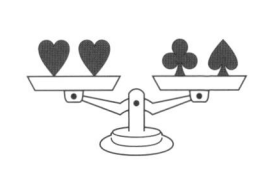 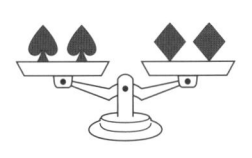 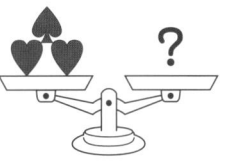

　　　　　　　ア　　　　イ　　　　ウ　　　　エ
   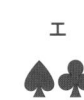

211日目

| 目標 3分 | かかった時間 分 | /20 |

次の計算をしましょう。

① $3 \times 38 =$

② $61 - 48 =$

③ $34 - 26 =$

④ $3 \times 2 + 12 =$

⑤ $15 + 37 =$

⑥ $51 - 43 =$

⑦ $32 + 48 =$

⑧ $38 \times 5 =$

⑨ $62 \div 31 =$

⑩ $63 \div 7 =$

⑪ $3 \times 34 =$

⑫ $56 - 17 =$

⑬ $22 \times 60 =$

⑭ $53 - 9 =$

⑮ $54 - 43 =$

⑯ $60 \div 20 =$

⑰ $75 \div 25 =$

⑱ $54 \times 11 =$

⑲ $51 + 62 =$

⑳ $60 \times 33 =$

 脳チャレ！ **2文字限定で1人しりとり10語に挑戦しよう！**

次の計算をしましょう。

① $25 + 29 =$

② $57 - 34 =$

③ $59 \times 4 =$

④ $38 + 47 =$

⑤ $56 \div 14 =$

⑥ $37 - 3 =$

⑦ $18 + 49 =$

⑧ $45 \times 40 =$

⑨ $11 \times 39 =$

⑩ $38 - 27 =$

⑪ $32 + 18 =$

⑫ $27 - 26 =$

⑬ $28 + 34 =$

⑭ $75 \div 5 =$

⑮ $12 + 41 =$

⑯ $17 + 20 =$

⑰ $41 - 17 =$

⑱ $32 \times 20 =$

⑲ $70 \div 14 =$

⑳ $43 - 30 =$

 脳チャレ！ **10000 人の 25% を計算してみよう！**

次の□にあてはまる数, もしくは符号（＋, −, ×, ÷）をこたえましょう。

① $\boxed{} \div 37 = 2$

② $\boxed{} - 32 = 3$

③ $21 \times \boxed{} = 84$

④ $\boxed{} - 6 = 30$

⑤ $3 \times \boxed{} = 162$

⑥ $\boxed{} - 31 = 31$

⑦ $65 \boxed{} 6 = 71$

⑧ $16 + \boxed{} = 29$

⑨ $\boxed{} \div 5 = 19$

⑩ $\boxed{} - 5 = 14$

⑪ $\boxed{} \div 22 = 6$

⑫ $26 \boxed{} 3 = 23$

⑬ $\boxed{} \times 31 = 93$

⑭ $44 - \boxed{} = 38$

⑮ $59 \times \boxed{} = 177$

⑯ $\boxed{} - 10 = 8$

⑰ $6 \times \boxed{} = 150$

⑱ $52 - \boxed{} = 39$

⑲ $\boxed{} \div 6 = 6$

⑳ $6 \boxed{} 3 = 3$

脳チャレ! 10 の 3 乗（$10^3 = 10 \times 10 \times 10$）を計算してみよう！

前ページのこたえ
①54 ②23 ③236 ④85 ⑤4 ⑥34 ⑦67 ⑧1800 ⑨429 ⑩11 ⑪50 ⑫1
⑬62 ⑭15 ⑮53 ⑯37 ⑰24 ⑱640 ⑲5 ⑳2013　脳チャレ!…2500 人

思えば遠くへ来たもんだ

214日目

四則演算

学習日　　　月　　　日

正答数　／20

目標 **3**分　かかった時間　　分

次の計算をしましょう。

① $48 \div 8 =$

② $13 - 2 + 3 =$

③ $49 + 43 =$

④ $69 - 16 =$

⑤ $68 \times 6 =$

⑥ $35 + 27 =$

⑦ $42 - 29 =$

⑧ $7 - 2 - 2 =$

⑨ $2 + 4 + 15 =$

⑩ $71 - 9 =$

⑪ $11 \times 47 =$

⑫ $42 + 41 =$

⑬ $66 \div 2 =$

⑭ $45 \div 15 =$

⑮ $2 + 2 \times 12 =$

⑯ $42 \div 6 =$

⑰ $60 \times 26 =$

⑱ $67 - 44 =$

⑲ $18 - 5 =$

⑳ $50 \times 6 =$

脳チャレ！　⑦$\frac{7}{4}$と⑦$\frac{8}{5}$で、どちらが大きいかこたえよう！

219

次の計算をしましょう。

① 36−2＝ 　　　　

② 31＋19＝ 　　　　

③ 3×49＝ 　　　　

④ 14＋44＝ 　　　　

⑤ 55−7＝ 　　　　

⑥ 61×40＝ 　　　　

⑦ 35＋27＝ 　　　　

⑧ 55−20＝ 　　　　

⑨ 55＋35＝ 　　　　

⑩ 3×3＋16＝ 　　　　

⑪ 28−15＝ 　　　　

⑫ 48÷16＝ 　　　　

⑬ 17＋3×9＝ 　　　　

⑭ 21＋46＝ 　　　　

⑮ 46−17＝ 　　　　

⑯ 60−32＝ 　　　　

⑰ 63−63＝ 　　　　

⑱ 59＋16＝ 　　　　

⑲ 73×11＝ 　　　　

⑳ 19＋27＝ 　　　　

脳チャレ！ いまの時刻の 12 分前が何時何分か考えよう！

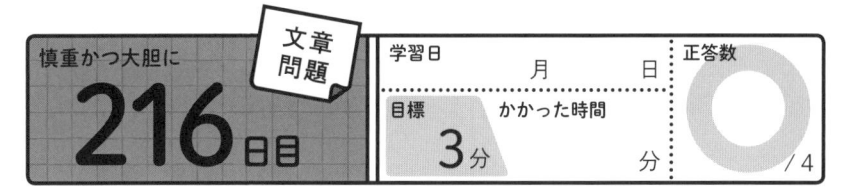

文章問題

慎重かつ大胆に

216日目

学習日　　月　　日

目標 **3**分　　かかった時間　　分

正答数　／4

1 左のマスの数字とちがっているのは，右のマスのどの数字でしょうか。

0	3	1	7	4
6	2	2	8	4
1	9	7	6	7
3	0	7	1	6
0	6	5	4	5

0	3	1	7	4
6	2	2	8	4
1	9	7	6	7
3	0	7	1	9
0	6	5	4	5

こたえ

2 次の漢字で書かれた数を，数字で書きなおしましょう。

① 六十八億八十九万七千一

①

② 八百二十八億七十万三百

②

③ 八千三百億八千三百七万

③

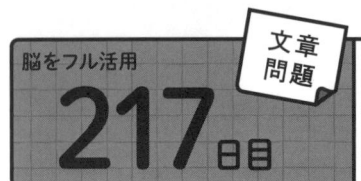

1 次の図形の数を数えて，表のア～ウにあてはまる数をこたえましょう。　計算

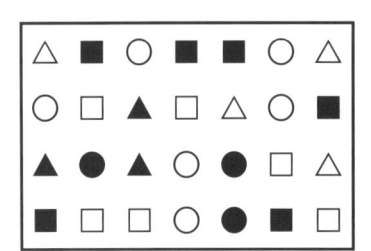

△ ■ ○ ■ ■ ○ △
○ □ ▲ □ △ ○ ■
▲ ● ▲ ○ ● □ △
■ □ □ ○ ● ■ □

	三角形	円の形	四角形	合計
黒		ア		
白				イ
合計	ウ			28

ア	イ	ウ

2 次の図形を上下反転させるとどうなりますか。記号でこたえましょう。　図形

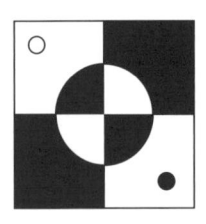

ア 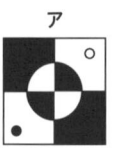　イ 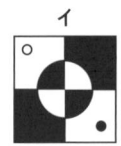　ウ 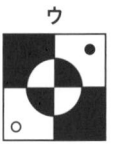　エ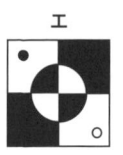

こたえ

やらなければ終わらない
四則演算
218日目

学習日　　月　　日
目標 3分　かかった時間　　分
正答数 / 20

次の計算をしましょう。

① $43 + 22 =$

② $42 \div 14 =$

③ $72 + 73 =$

④ $83 \times 4 =$

⑤ $84 \div 7 =$

⑥ $3 \times 6 - 4 =$

⑦ $7 + 33 =$

⑧ $4 + 2 \times 9 =$

⑨ $78 - 40 =$

⑩ $10 + 70 =$

⑪ $82 - 5 =$

⑫ $74 \times 6 =$

⑬ $19 + 26 =$

⑭ $61 - 4 =$

⑮ $50 \div 5 =$

⑯ $95 \div 5 =$

⑰ $50 - 28 =$

⑱ $38 + 65 =$

⑲ $50 \times 30 =$

⑳ $48 \div 2 =$

脳チャレ！ **11×38 を暗算してみよう！**

前ページの こたえ　1 ア 3 イ 16 ウ 7　2 ウ

223

集中して解く

219日目

四則演算

学習日　　　月　　　日

目標 **3**分　　かかった時間　　分

正答数　　／20

次の計算をしましょう。

① $8 \times 62 =$

② $50 - 21 =$

③ $61 - 20 =$

④ $7 \div 7 + 3 =$

⑤ $98 + 43 =$

⑥ $47 + 34 =$

⑦ $20 + 64 =$

⑧ $27 \times 9 =$

⑨ $93 \div 3 =$

⑩ $95 - 39 =$

⑪ $62 - 44 =$

⑫ $5 + 16 + 8 =$

⑬ $57 + 45 =$

⑭ $7 \times 32 =$

⑮ $10 + 2 - 4 =$

⑯ $11 \times 12 =$

⑰ $3 \times 49 =$

⑱ $71 - 36 =$

⑲ $72 \div 6 =$

⑳ $40 \div 5 =$

 脳チャレ！ 8000人の 40% を計算してみよう！

224　前ページの こたえ　①65 ②3 ③145 ④332 ⑤12 ⑥14 ⑦40 ⑧22 ⑨38 ⑩80 ⑪77 ⑫444 ⑬45 ⑭57 ⑮10 ⑯19 ⑰22 ⑱103 ⑲1500 ⑳24　脳チャレ！…418

次の□にあてはまる数,もしくは符号（+, −, ×, ÷）をこたえましょう。

① ☐ $÷2=43$

② $6×$ ☐ $=222$

③ $95+$ ☐ $=165$

④ ☐ $+38=73$

⑤ $32×$ ☐ $=640$

⑥ $6×$ ☐ $=96$

⑦ 59 ☐ $7=66$

⑧ $47+$ ☐ $=80$

⑨ ☐ $+6=55$

⑩ ☐ $−5=21$

⑪ $70−$ ☐ $=51$

⑫ $99÷$ ☐ $=3$

⑬ $89×$ ☐ $=178$

⑭ ☐ $−25=13$

⑮ $74÷$ ☐ $=2$

⑯ ☐ $+23=105$

⑰ $2+$ ☐ $=54$

⑱ ☐ $×3=234$

⑲ 10 ☐ $10=0$

⑳ ☐ $×8=656$

 脳チャレ！　20 の 3 乗（$20^3=20×20×20$）を計算してみよう！

前ページの
こたえ
①496 ②29 ③41 ④4 ⑤141 ⑥81 ⑦84 ⑧243 ⑨31 ⑩56 ⑪18 ⑫29
⑬102 ⑭224 ⑮8 ⑯132 ⑰147 ⑱35 ⑲12 ⑳8　脳チャレ！…3200人

225

次の計算をしましょう。

① $80+38=$

② $26\times5=$

③ $57-41=$

④ $5\times65=$

⑤ $64\div2=$

⑥ $51\div3=$

⑦ $98\div49=$

⑧ $80-54=$

⑨ $79+74=$

⑩ $72\times7=$

⑪ $25+60=$

⑫ $31+69=$

⑬ $37\times6=$

⑭ $5\times11-9=$

⑮ $18-2\times6=$

⑯ $40\div8=$

⑰ $83-60=$

⑱ $88\div2=$

⑲ $3\times61=$

⑳ $76-29=$

 脳チャレ！　⑦$\frac{5}{12}$と⑦$\frac{5}{11}$で、どちらが大きいかこたえよう！

前ページの こたえ
①86 ②37 ③70 ④35 ⑤20 ⑥16 ⑦＋ ⑧33 ⑨49 ⑩26 ⑪19 ⑫33 ⑬2
⑭38 ⑮37 ⑯82 ⑰52 ⑱78 ⑲－ ⑳82　脳チャレ！…8000

ゾロ目だ！

222日目

四則演算

学習日　　　月　　　日

目標 **2**分　　かかった時間　　分

正答数　／20

次の計算をしましょう。

① $3 \times 28 =$

② $2 + 4 \times 4 =$

③ $88 \div 22 =$

④ $77 + 73 =$

⑤ $94 - 6 =$

⑥ $57 - 16 =$

⑦ $2 + 12 \times 5 =$

⑧ $41 \times 40 =$

⑨ $70 \times 17 =$

⑩ $69 \div 3 =$

⑪ $84 + 63 =$

⑫ $85 \div 5 =$

⑬ $26 + 44 =$

⑭ $55 - 29 =$

⑮ $82 \times 9 =$

⑯ $13 - 0 + 6 =$

⑰ $8 \times 42 =$

⑱ $9 \times 5 - 6 =$

⑲ $3 \times 19 - 2 =$

⑳ $91 + 25 =$

 脳チャレ！　いまの時刻の 33 分前が何時何分か考えよう！

前ページの
こたえ
①118 ②130 ③16 ④325 ⑤32 ⑥17 ⑦2 ⑧26 ⑨153 ⑩504 ⑪85 ⑫100 ⑬222 ⑭46 ⑮6 ⑯5 ⑰23 ⑱44 ⑲183 ⑳47　脳チャレ！…⑦

227

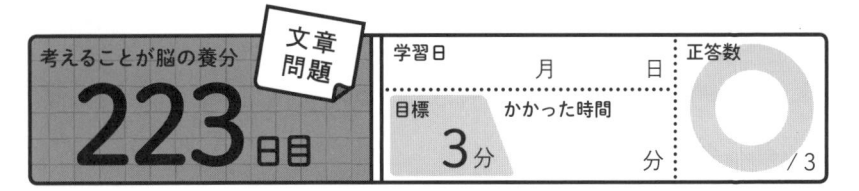

文章問題

考えることが脳の養分

223日目

学習日			正答数
	月	日	
目標	かかった時間		/3
3分		分	

1 下の所持金の中からいくらか出して，ある商品を買ったところ，20円のおつりがきました。いくら出して，ア〜エのどの商品を買ったのか，こたえましょう。

計算

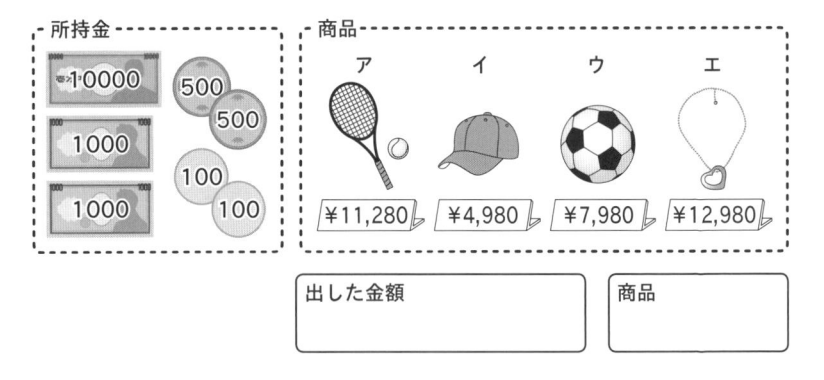

出した金額	商品

2 □にあてはまる図形を，ア〜エから選びましょう。

図形

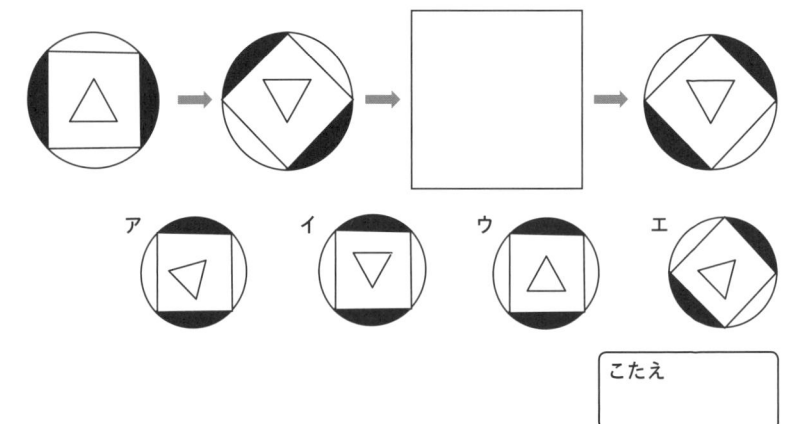

こたえ

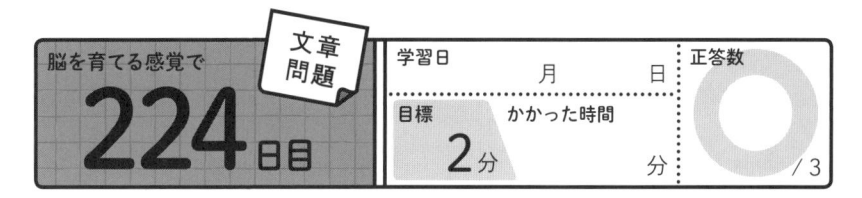

脳を育てる感覚で
224日目

文章
問題

学習日　　　　月　　　　日

目標　　かかった時間
2分　　　　　　分

正答数
／3

1 お昼ご飯を食べていました。何分たったでしょう。

計算

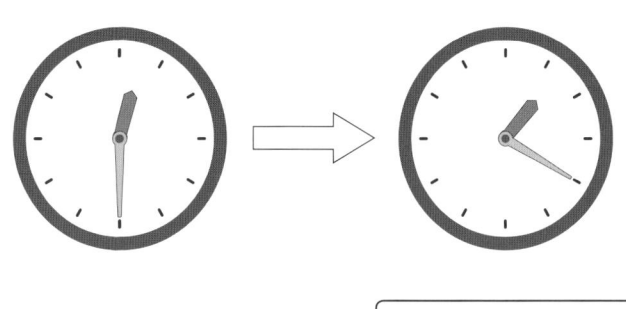

こたえ

2 縦・横・斜めの数をたすと 15 になるように，1～9までの数を1つずつ入れます。ア，イに入る数をこたえましょう。

パズル

	7	イ
ア	5	
	3	4

ア

イ

前ページの
こたえ
1 （出した金額）13,000 円　（商品）エ　　2 ウ

次の計算をしましょう。

① $7+49=$

② $77\times7=$

③ $72\div3=$

④ $54+42=$

⑤ $90+68=$

⑥ $7\times7-10=$

⑦ $60\div4=$

⑧ $37\times4=$

⑨ $26+32=$

⑩ $70\div5=$

⑪ $55-39=$

⑫ $63-43=$

⑬ $96+13=$

⑭ $3\times9-12=$

⑮ $52\times60=$

⑯ $43+34=$

⑰ $6+4\times10=$

⑱ $54\div2=$

⑲ $90\div18=$

⑳ $8\times51=$

脳チャレ！ **11×39 を暗算してみよう！**

ベストを尽くす！

四則演算

226日目

学習日　　　月　　　日

目標 **3**分　かかった時間　　　分

正答数　　/ 20

次の計算をしましょう。

① $88 \div 8 =$ ⬚

② $74 - 45 =$ ⬚

③ $80 \div 5 =$ ⬚

④ $2 \times 55 =$ ⬚

⑤ $59 + 34 =$ ⬚

⑥ $68 \times 6 =$ ⬚

⑦ $74 - 29 =$ ⬚

⑧ $42 \div 7 =$ ⬚

⑨ $7 + 4 \times 6 =$ ⬚

⑩ $6 \times 6 + 3 =$ ⬚

⑪ $27 \times 90 =$ ⬚

⑫ $60 - 24 =$ ⬚

⑬ $40 \times 18 =$ ⬚

⑭ $85 - 24 =$ ⬚

⑮ $4 \times 4 + 18 =$ ⬚

⑯ $35 + 70 =$ ⬚

⑰ $91 \div 7 =$ ⬚

⑱ $61 + 41 =$ ⬚

⑲ $4 \times 23 =$ ⬚

⑳ $11 \times 35 =$ ⬚

脳チャレ！ 5000人の $\frac{2}{5}$ を計算してみよう！

前ページの こたえ　①56 ②539 ③24 ④96 ⑤158 ⑥39 ⑦15 ⑧148 ⑨58 ⑩14 ⑪16 ⑫20 ⑬109 ⑭15 ⑮3120 ⑯77 ⑰46 ⑱27 ⑲5 ⑳408　脳チャレ！…429

231

次の□にあてはまる数, もしくは符号（＋, －, ×, ÷）をこたえましょう。

① $60 \div \boxed{} = 3$

② $5 \times \boxed{} = 370$

③ $97 + \boxed{} = 142$

④ $\boxed{} - 47 = 50$

⑤ $81 \times \boxed{} = 162$

⑥ $\boxed{} \times 5 = 195$

⑦ $60 \boxed{} 5 = 55$

⑧ $\boxed{} - 74 = 10$

⑨ $\boxed{} \times 7 = 217$

⑩ $31 + \boxed{} = 89$

⑪ $\boxed{} - 25 = 3$

⑫ $80 - \boxed{} = 9$

⑬ $\boxed{} \div 8 = 22$

⑭ $\boxed{} + 57 = 109$

⑮ $82 \boxed{} 41 = 2$

⑯ $4 \times \boxed{} = 212$

⑰ $\boxed{} \div 13 = 9$

⑱ $11 \times \boxed{} = 187$

⑲ $\boxed{} + 21 = 84$

⑳ $57 \boxed{} 3 = 19$

🧠 チャレ！ 40 の 2 乗 （$40^2 = 40 \times 40$） を計算してみよう！

前ページの ●こたえ

232

①11 ②29 ③16 ④110 ⑤93 ⑥408 ⑦45 ⑧6 ⑨31 ⑩39 ⑪2430 ⑫36
⑬720 ⑭61 ⑮34 ⑯105 ⑰13 ⑱102 ⑲92 ⑳385　脳チャレ！…2000 人

次の計算をしましょう。

① $48+69=$

② $60\times24=$

③ $40\div4=$

④ $60+65=$

⑤ $74\div2=$

⑥ $4+4\times9=$

⑦ $39+53=$

⑧ $0\times3+2=$

⑨ $6\times64=$

⑩ $53-29=$

⑪ $64\div4=$

⑫ $61+47=$

⑬ $88-67=$

⑭ $37+39=$

⑮ $6+6\times14=$

⑯ $51+53=$

⑰ $86\div2=$

⑱ $53+44=$

⑲ $8\times3-13=$

⑳ $90\div2=$

 脳チャレ！ ⑦$\frac{3}{5}$と⑦$\frac{4}{7}$で、どちらが大きいかこたえよう！

前ページの　こたえ　①20 ②74 ③45 ④97 ⑤2 ⑥39 ⑦－ ⑧84 ⑨31 ⑩58 ⑪28 ⑫71 ⑬176 ⑭52 ⑮÷ ⑯53 ⑰117 ⑱17 ⑲63 ⑳÷　脳チャレ！…1600

次の計算をしましょう。

① 98−55=

② 30×50=

③ 77÷7=

④ 8×66=

⑤ 81÷9=

⑥ 80×27=

⑦ 90−49=

⑧ 6×6×6=

⑨ 91÷7=

⑩ 36+47=

⑪ 51−37=

⑫ 32×7=

⑬ 52÷13=

⑭ 15+6×7=

⑮ 93−71=

⑯ 90+25=

⑰ 45+32=

⑱ 11×8+4=

⑲ 46+74=

⑳ 63−25=

 脳チャレ！ いまの時刻の 51 分前が何時何分か考えよう！

①117 ②1440 ③10 ④125 ⑤37 ⑥40 ⑦92 ⑧2 ⑨384 ⑩24 ⑪16 ⑫108 ⑬21 ⑭76 ⑮90 ⑯104 ⑰43 ⑱97 ⑲11 ⑳45　脳チャレ！…⑦

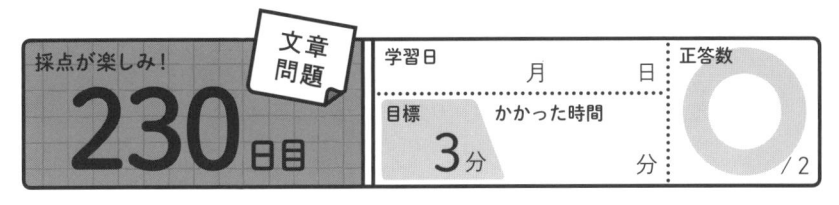

1 次のカードの中から5枚選んで，「20000」にもっとも近い数をつくりましょう。

0　4　7　0　8　1　6

9　2　5　2　1　8　5

こたえ

2 図のように，マッチ棒を使って正五角形をつくっていきます。正五角形を14個つくるには，マッチ棒は全部で何本必要でしょう。 　図形

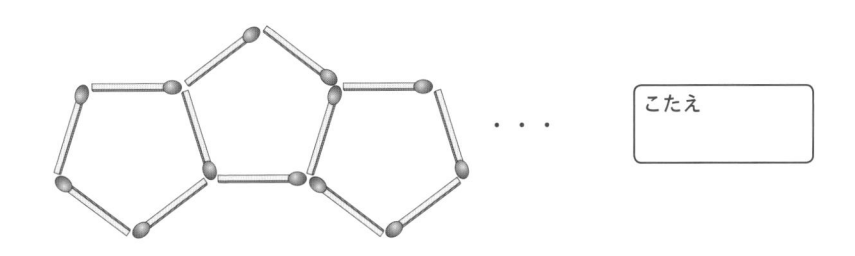 ・・・

こたえ

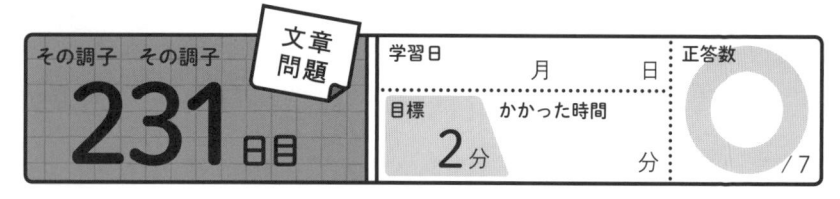

その調子 その調子
231日目

文章問題

学習日　　　月　　　日

目標　かかった時間
2分　　　　　分

正答数
/7

1 お風呂に入っていました。何分たったでしょう。

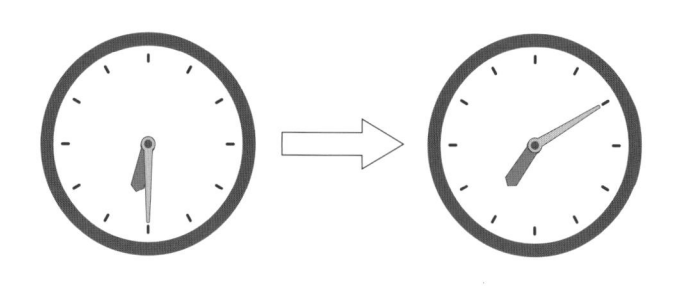

こたえ

2 となりどうしの⬡の中の数をたすと、上の⬡の中の数になります。ア～カにあてはまる数をこたえましょう。

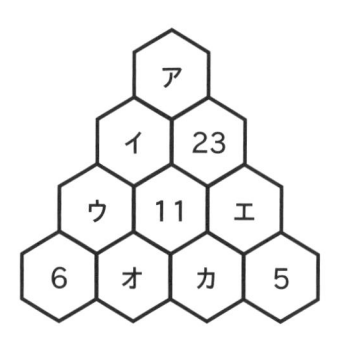

ア	イ

ウ	エ

オ	カ

前ページの こたえ　1 20011　2 57本

達成感がやみつきに

四則演算

232日目

学習日　　　月　　　日

目標 **3**分　かかった時間　　　分

正答数　/ 20

次の計算をしましょう。

① $29 - 10 =$

② $26 \times 9 =$

③ $90 \div 45 =$

④ $77 - 41 =$

⑤ $30 \times 54 =$

⑥ $12 \div 3 =$

⑦ $4 \div 4 + 13 =$

⑧ $14 + 8 \times 2 =$

⑨ $60 + 49 =$

⑩ $99 - 24 =$

⑪ $56 \div 7 =$

⑫ $91 - 8 =$

⑬ $8 \times 53 =$

⑭ $63 + 11 =$

⑮ $52 \times 30 =$

⑯ $45 + 45 =$

⑰ $85 - 11 =$

⑱ $92 + 22 =$

⑲ $85 \div 17 =$

⑳ $47 - 18 =$

 脳チャレ！ 11×41 を暗算してみよう！

脳のアンチエイジング
四則演算
233日目

学習日　　　　月　　　　日

目標 **3**分　　かかった時間　　　分

正答数　　/20

次の計算をしましょう。

① $84-55=$ 　　　⑪ $13+47=$

② $98\times7=$ 　　　⑫ $4+8\times12=$

③ $84\div7=$ 　　　⑬ $70\div5=$

④ $87+39=$ 　　　⑭ $66-38=$

⑤ $71\times20=$ 　　　⑮ $34+49=$

⑥ $82\div41=$ 　　　⑯ $15\times6-4=$

⑦ $81\div3=$ 　　　⑰ $7\times93=$

⑧ $62\times6=$ 　　　⑱ $11\times34=$

⑨ $64\div8=$ 　　　⑲ $67\times7=$

⑩ $22\times60=$ 　　　⑳ $98+28=$

 脳チャレ！

4000人の $\dfrac{3}{8}$ を計算してみよう！

前ページの ●こたえ

238

①19 ②234 ③2 ④36 ⑤1620 ⑥4 ⑦14 ⑧30 ⑨109 ⑩75 ⑪8 ⑫83 ⑬424 ⑭74 ⑮1560 ⑯90 ⑰74 ⑱114 ⑲5 ⑳29　脳チャレ！…451

グッジョブです
穴埋め
234日目

学習日　　　月　　　日
目標 **3**分　かかった時間　　分
正答数　/ 20

次の□にあてはまる数, もしくは符号（+, −, ×, ÷）をこたえましょう。

① $74 ÷ \boxed{} = 37$

② $\boxed{} + 70 = 135$

③ $7 × \boxed{} = 266$

④ $8 \boxed{} 3 = 24$

⑤ $98 − \boxed{} = 80$

⑥ $84 − \boxed{} = 70$

⑦ $53 − \boxed{} = 22$

⑧ $65 × \boxed{} = 130$

⑨ $\boxed{} − 24 = 15$

⑩ $\boxed{} − 53 = 36$

⑪ $55 \boxed{} 11 = 66$

⑫ $45 + \boxed{} = 64$

⑬ $\boxed{} × 6 = 216$

⑭ $85 × \boxed{} = 255$

⑮ $61 ÷ \boxed{} = 61$

⑯ $45 + \boxed{} = 79$

⑰ $\boxed{} + 53 = 130$

⑱ $\boxed{} − 69 = 18$

⑲ $54 ÷ \boxed{} = 9$

⑳ $93 + \boxed{} = 119$

脳チャレ！　3の4乗 $(3^4 = 3×3×3×3)$ を計算してみよう！

前ページの こたえ

①29 ②686 ③12 ④126 ⑤1420 ⑥2 ⑦27 ⑧372 ⑨8 ⑩1320 ⑪60 ⑫100 ⑬14 ⑭28 ⑮83 ⑯86 ⑰651 ⑱374 ⑲469 ⑳126　脳チャレ！…1500人

239

油断大敵

四則演算

235日目

学習日　　　月　　　日

目標 3分　かかった時間　　　分

正答数 ／20

次の計算をしましょう。

① $17 + 64 =$

② $73 - 54 =$

③ $19 + 44 =$

④ $70 \times 61 =$

⑤ $24 \div 6 =$

⑥ $64 - 45 =$

⑦ $7 \times 4 - 14 =$

⑧ $61 - 13 =$

⑨ $91 \div 13 =$

⑩ $92 \times 5 =$

⑪ $2 + 10 - 7 =$

⑫ $69 \div 3 =$

⑬ $90 \times 16 =$

⑭ $80 + 25 =$

⑮ $6 \times 49 =$

⑯ $92 - 8 =$

⑰ $82 + 33 =$

⑱ $6 - 5 + 14 =$

⑲ $23 \times 11 =$

⑳ $68 \div 17 =$

 脳チャレ！ ⑦ $\dfrac{9}{10}$ と⑦ $\dfrac{10}{11}$ で、どちらが大きいかこたえよう！

前ページのこたえ ①2 ②65 ③38 ④× ⑤18 ⑥14 ⑦31 ⑧2 ⑨39 ⑩89 ⑪＋ ⑫19 ⑬36 ⑭3 ⑮1 ⑯34 ⑰77 ⑱87 ⑲6 ⑳26　脳チャレ！…81

240

急げ急げ！

四則演算

236日目

学習日　　　月　　　日

目標　2分　　かかった時間　　　分

正答数　　／20

次の計算をしましょう。

① $28 \times 51 =$

② $72 \div 8 =$

③ $71 - 2 =$

④ $15 + 57 =$

⑤ $56 - 34 =$

⑥ $39 + 71 =$

⑦ $10 + 7 \times 8 =$

⑧ $90 + 30 =$

⑨ $88 - 47 =$

⑩ $70 \times 33 =$

⑪ $85 \div 17 =$

⑫ $6 \times 64 =$

⑬ $91 - 64 =$

⑭ $20 \times 23 =$

⑮ $28 + 53 =$

⑯ $12 + 5 \times 9 =$

⑰ $81 - 53 =$

⑱ $47 - 29 =$

⑲ $15 \times 70 =$

⑳ $84 \div 6 =$

脳チャレ！　いまの時刻の 47 分前が何時何分か考えよう！

前ページの
こたえ

①81 ②19 ③63 ④4270 ⑤4 ⑥19 ⑦14 ⑧48 ⑨7 ⑩460 ⑪5 ⑫23
⑬1440 ⑭105 ⑮294 ⑯84 ⑰115 ⑱15 ⑲253 ⑳4　脳チャレ！…⑦

241

1 次の漢字のうち，その意味と色が合っている
ものは，いくつあるでしょう。

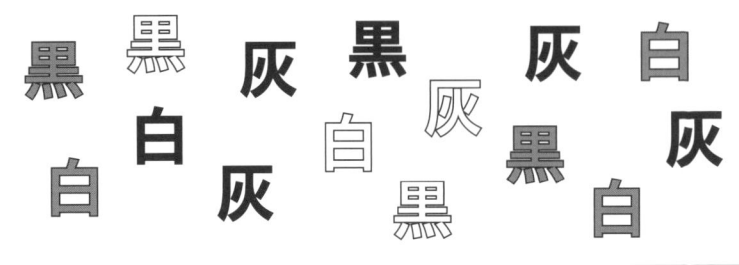

こたえ

2 1つだけ他とちがう図形がまぎれています。
さがして，A－1のように記号でこたえま
しょう。

	1	2	3	4	5	6
A						
B						
C						
D						

こたえ

前ページの こたえ
①1428 ②9 ③69 ④72 ⑤22 ⑥110 ⑦66 ⑧120 ⑨41 ⑩2310 ⑪5 ⑫384 ⑬27 ⑭460 ⑮81 ⑯57 ⑰28 ⑱18 ⑲1050 ⑳14

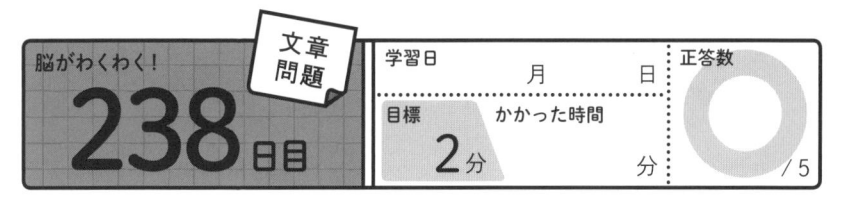

脳がわくわく！

文章問題

238日目

学習日　　月　　日

目標 **2**分　かかった時間　　分

正答数　／5

---

1 次の数を（　）内の位で四捨五入しましょう。　 計算

① 78506 （十の位）

①

② 42835 （千の位）

②

③ 593721 （一万の位）

③

---

2 次のルールにしたがって，あいているマスに数を入れます。ア，イに入る数をこたえましょう。　パズル

《ルール》 (1) 太い枠の4マスに，1，2，3，4が必ず1つずつ入る。
　　　　　 (2) 縦1列，横1行に，1，2，3，4が必ず1つずつ入る。

		1	
4			ア
3		4	1
イ		2	3

ア

イ

前ページの
こたえ 1 2つ　2 D-6

243

その壁を突破せよ！
四則演算

239日目

学習日　　　月　　　日
目標 **3**分　かかった時間　　　分
正答数　／20

次の計算をしましょう。

① $15 + 61 =$

② $72 \div 6 =$

③ $4 + 4 \times 3 =$

④ $92 \div 4 =$

⑤ $73 + 74 =$

⑥ $76 - 32 =$

⑦ $62 \times 70 =$

⑧ $78 - 3 =$

⑨ $85 \div 17 =$

⑩ $7 \times 57 =$

⑪ $51 \div 3 =$

⑫ $22 \times 70 =$

⑬ $98 \div 7 =$

⑭ $89 - 73 =$

⑮ $89 - 28 =$

⑯ $15 \div 3 + 6 =$

⑰ $7 \times 54 =$

⑱ $66 \div 33 =$

⑲ $70 \times 19 =$

⑳ $93 + 62 =$

 脳チャレ！ **11×42 を暗算してみよう！**

涼しげな顔して解く

240日目

四則演算

学習日　　　月　　　日

目標 **3**分　かかった時間　　分

正答数　／20

次の計算をしましょう。

① $98 + 13 =$

⑪ $41 + 12 =$

② $72 + 11 =$

⑫ $67 - 14 =$

③ $25 \times 11 =$

⑬ $30 \times 35 =$

④ $83 + 59 =$

⑭ $50 \times 20 =$

⑤ $82 - 64 =$

⑮ $37 + 53 =$

⑥ $71 - 41 =$

⑯ $3 \times 4 - 6 =$

⑦ $78 \div 6 =$

⑰ $40 \times 38 =$

⑧ $11 + 1 + 2 =$

⑱ $56 - 13 =$

⑨ $58 \div 29 =$

⑲ $72 - 41 =$

⑩ $4 \times 11 - 9 =$

⑳ $6 \times 49 =$

 脳チャレ！ 7000人の $\frac{2}{5}$ を計算してみよう！

前ページの
こたえ
①76 ②12 ③16 ④23 ⑤147 ⑥44 ⑦4340 ⑧75 ⑨5 ⑩399 ⑪17 ⑫1540
⑬14 ⑭16 ⑮61 ⑯11 ⑰378 ⑱2 ⑲1330 ⑳155　脳チャレ！…462

245

次の□にあてはまる数, もしくは符号（＋, −, ×, ÷）をこたえましょう。

① $50 - \boxed{} = 6$

⑪ $50 \div \boxed{} = 5$

② $\boxed{} \times 11 = 880$

⑫ $\boxed{} \div 8 = 16$

③ $52 \boxed{} 3 = 156$

⑬ $6 \times \boxed{} = 456$

④ $\boxed{} - 50 = 43$

⑭ $81 \div \boxed{} = 27$

⑤ $90 + \boxed{} = 151$

⑮ $\boxed{} - 36 = 19$

⑥ $\boxed{} \times 20 = 780$

⑯ $\boxed{} \times 9 = 216$

⑦ $\boxed{} - 18 = 1$

⑰ $\boxed{} \div 20 = 5$

⑧ $23 \div \boxed{} = 1$

⑱ $65 \div \boxed{} = 13$

⑨ $4 \times \boxed{} = 380$

⑲ $25 + \boxed{} = 69$

⑩ $10 + \boxed{} = 82$

⑳ $47 \div \boxed{} = 1$

 脳チャレ！ 5の3乗 （$5^3 = 5 \times 5 \times 5$） を計算してみよう！

246

前ページの ●こたえ ①111 ②83 ③275 ④142 ⑤18 ⑥30 ⑦13 ⑧14 ⑨2 ⑩35 ⑪53 ⑫53 ⑬1050 ⑭1000 ⑮90 ⑯6 ⑰1520 ⑱43 ⑲31 ⑳294 脳チャレ！…2800人

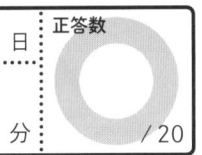

はじめた頃はどうでした？ **四則演算**

242日目

次の計算をしましょう。

① $28 + 18 =$

② $50 \times 56 =$

③ $90 \div 5 =$

④ $48 + 69 =$

⑤ $20 \times 49 =$

⑥ $33 + 15 =$

⑦ $6 \times 5 - 12 =$

⑧ $64 \div 16 =$

⑨ $78 \times 5 =$

⑩ $60 - 46 =$

⑪ $16 \times 11 =$

⑫ $92 \div 2 =$

⑬ $9 + 57 =$

⑭ $28 \times 20 =$

⑮ $90 - 21 =$

⑯ $80 \times 18 =$

⑰ $89 + 73 =$

⑱ $68 - 63 =$

⑲ $15 + 7 \times 4 =$

⑳ $19 \times 5 - 7 =$

 脳チャレ！ ⑦$\dfrac{17}{3}$ と⑦6 で、どちらが大きいかこたえよう！

前ページの こたえ ①44 ②80 ③× ④93 ⑤61 ⑥39 ⑦19 ⑧23 ⑨95 ⑩72 ⑪10 ⑫128
⑬76 ⑭3 ⑮55 ⑯24 ⑰100 ⑱5 ⑲44 ⑳47　脳チャレ！…125

247

お見事！

243日目

四則演算

学習日　　　月　　　日

正答数

目標　　かかった時間

2分　　　　分

/ 20

次の計算をしましょう。

① $31+63=$

② $15+5\times3=$

③ $16+27=$

④ $67\times6=$

⑤ $91-55=$

⑥ $31+67=$

⑦ $62-13=$

⑧ $11+5\times5=$

⑨ $35\div7=$

⑩ $83-45=$

⑪ $60\times10=$

⑫ $52\div4=$

⑬ $40\times19=$

⑭ $42\div6=$

⑮ $8\times9-16=$

⑯ $72-54=$

⑰ $57\div3=$

⑱ $30\times33=$

⑲ $66-15=$

⑳ $8\times26=$

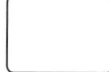 脳チャレ！　穴埋め計算問題を5題、自作してみよう！

①46 ②2800 ③18 ④117 ⑤980 ⑥48 ⑦18 ⑧4 ⑨390 ⑩14 ⑪176
⑫46 ⑬66 ⑭560 ⑮69 ⑯1440 ⑰162 ⑱5 ⑲43 ⑳88　脳チャレ！…⑦

下の立体を「横」から見たら，どのように見えますか。ア～エから選びましょう。

図形

こたえ

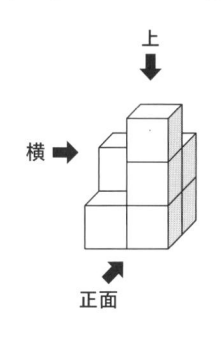

ア
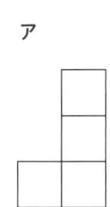

イ
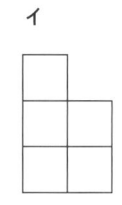

ウ
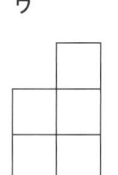

エ
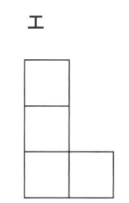

ある立体を，上，正面，横から見ると，次のように見えます。この立体は，ア～エのどれでしょう。

図形

上
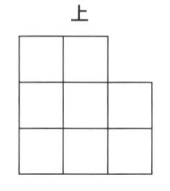

正面
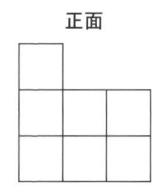

横
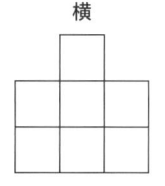

こたえ

ア
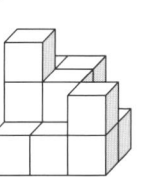

イ
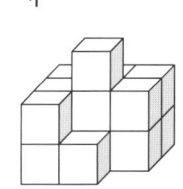

ウ
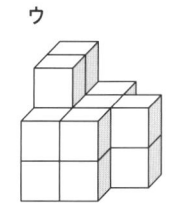

エ
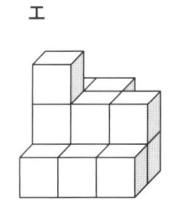

残り3分の1！
246日目
四則演算

学習日　　　月　　　日
目標 **3**分　かかった時間　　分
正答数　／20

次の計算をしましょう。

① $80 \div 16 =$

② $9 \times 58 =$

③ $3 + 4 - 3 =$

④ $92 \div 4 =$

⑤ $95 - 28 =$

⑥ $36 \div 2 =$

⑦ $72 - 64 =$

⑧ $42 \times 90 =$

⑨ $13 - 3 \times 3 =$

⑩ $61 + 37 =$

⑪ $53 \times 8 =$

⑫ $42 + 36 =$

⑬ $61 - 18 =$

⑭ $72 - 57 =$

⑮ $85 \times 2 =$

⑯ $21 \times 50 =$

⑰ $51 - 32 =$

⑱ $4 \times 7 + 14 =$

⑲ $53 - 43 =$

⑳ $25 + 60 =$

脳チャレ！ **3文字限定で1人しりとり10語に挑戦しよう！**

終わったらごほうび！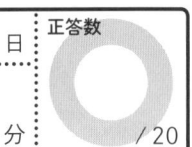

四則演算

247日目

学習日　　　月　　　日

目標 3分　　かかった時間　　分

正答数　/ 20

次の計算をしましょう。

① $30 \times 42 =$

② $56 \div 14 =$

③ $66 - 29 =$

④ $26 + 4 + 3 =$

⑤ $45 \div 9 =$

⑥ $89 + 26 =$

⑦ $2 + 23 + 9 =$

⑧ $37 \div 37 =$

⑨ $75 - 28 =$

⑩ $30 + 24 =$

⑪ $62 + 56 =$

⑫ $50 - 32 =$

⑬ $9 \times 46 =$

⑭ $97 + 42 =$

⑮ $34 + 74 =$

⑯ $81 \div 1 =$

⑰ $25 - 6 - 3 =$

⑱ $7 + 4 + 29 =$

⑲ $99 + 63 =$

⑳ $40 \times 32 =$

 脳チャレ！ 1000人中の100人は何％かこたえよう！

次の□にあてはまる数,もしくは符号（＋,－,×,÷)をこたえましょう。

① 85 □ 16 ＝ 69

② 90 － □ ＝ 79

③ □ ÷ 31 ＝ 4

④ □ ÷ 2 ＝ 19

⑤ □ － 20 ＝ 53

⑥ 76 ＋ □ ＝ 118

⑦ 39 ＋ □ ＝ 54

⑧ □ ÷ 19 ＝ 3

⑨ 34 ＋ □ ＝ 75

⑩ □ × 7 ＝ 231

⑪ 1 □ 2 ＝ 2

⑫ 48 － □ ＝ 4

⑬ 96 － □ ＝ 62

⑭ □ － 22 ＝ 53

⑮ □ － 34 ＝ 50

⑯ □ ÷ 6 ＝ 3

⑰ 44 ＋ □ ＝ 77

⑱ 65 ＋ □ ＝ 75

⑲ □ － 55 ＝ 14

⑳ □ × 3 ＝ 132

 脳チャレ！ 1時間で60km進みました。時速何kmかこたえよう！  ヒント 60÷1

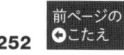 前ページのこたえ ①1260 ②4 ③37 ④33 ⑤5 ⑥115 ⑦34 ⑧1 ⑨47 ⑩54 ⑪118 ⑫18 ⑬414 ⑭139 ⑮108 ⑯81 ⑰16 ⑱40 ⑲162 ⑳1280 脳チャレ！…10%

ときには休憩も必要

249日目

四則演算

学習日　　　月　　　日

目標 **3**分　かかった時間　　分

正答数　／20

次の計算をしましょう。

① $38 \times 70 =$

② $64 + 54 =$

③ $95 \div 5 =$

④ $3 + 7 \times 11 =$

⑤ $3 \times 4 + 20 =$

⑥ $69 \div 23 =$

⑦ $67 + 14 =$

⑧ $8 \times 6 - 22 =$

⑨ $32 \times 30 =$

⑩ $70 - 27 =$

⑪ $54 \div 2 =$

⑫ $3 + 24 - 9 =$

⑬ $95 \times 4 =$

⑭ $96 \div 8 =$

⑮ $74 + 50 =$

⑯ $6 + 24 \div 6 =$

⑰ $54 \times 30 =$

⑱ $73 - 45 =$

⑲ $43 \times 11 =$

⑳ $73 - 48 =$

 脳チャレ！ $\frac{1}{2}$ を小数でこたえよう！

次の計算をしましょう。

① $11 \times 29 =$

② $58 - 41 =$

③ $94 \times 4 =$

④ $4 + 38 =$

⑤ $25 + 6 - 8 =$

⑥ $71 - 37 =$

⑦ $84 \div 12 =$

⑧ $71 + 50 =$

⑨ $52 \times 60 =$

⑩ $9 \times 36 =$

⑪ $65 \times 9 =$

⑫ $38 \div 2 =$

⑬ $9 + 27 + 5 =$

⑭ $6 \times 5 - 22 =$

⑮ $10 \times 41 =$

⑯ $87 - 16 =$

⑰ $47 + 66 =$

⑱ $3 \times 9 - 25 =$

⑲ $40 \times 34 =$

⑳ $61 + 33 =$

 自宅（あるいは携帯）の電話番号の数をすべてたしてみよう！

前ページの
こたえ
①2660 ②118 ③19 ④80 ⑤32 ⑥3 ⑦81 ⑧26 ⑨960 ⑩43 ⑪27 ⑫18
⑬380 ⑭12 ⑮124 ⑯10 ⑰1620 ⑱28 ⑲473 ⑳25　脳チャレ！…0.5

頭をやわらかく!

文章問題

251日目

学習日　　　　月　　　　日

目標 **2**分　　かかった時間　　　　分

正答数　　／2

1 いちばん少ないくだものは, ア~カのうち, どれでしょう。

 さがす

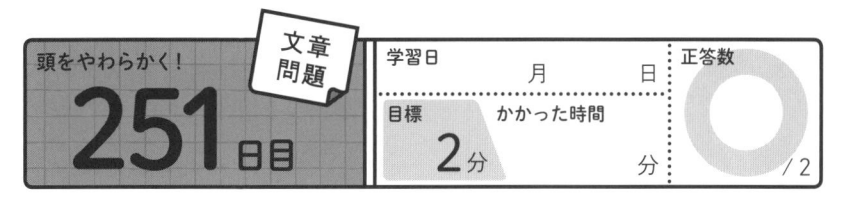

ア　イ　ウ　エ　オ　カ

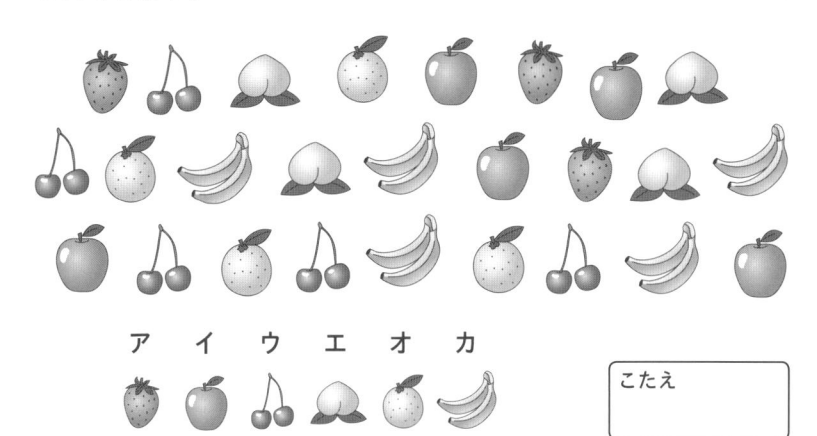

こたえ

2 ア~オのうち, 組み立てて立方体になるものは, どれでしょう。

図形

ア

イ

ウ

エ

オ

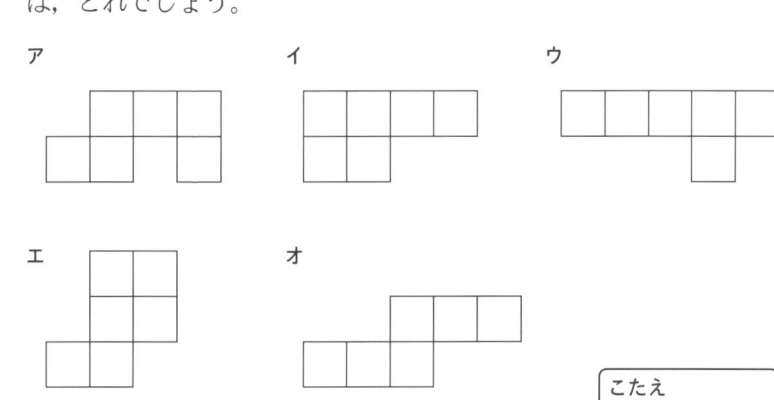

こたえ

いつもよりていねいに

文章問題

252日目

学習日　　　月　　　日

目標　　かかった時間

3分　　　　　分

正答数

／4

1 次の問題にこたえましょう。　計算

① ある日曜日にテレビを 180 分見ました。これは，平日にテレビを見る平均時間の 6 倍にあたります。平日にテレビを見る平均時間は，どのくらいですか。

①

② 12 個あったチョコレートを 3 人で合わせて 8 個食べた後で，A さんから 2 個，B さんから 4 個もらいました。チョコレートは何個残っていますか。

②

2 下の所持金の中からいくらか出して，ある商品を買ったところ，20 円のおつりがきました。いくら出して，ア〜エのどの商品を買ったのか，こたえましょう。　計算

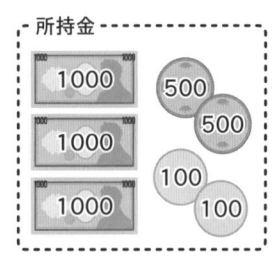

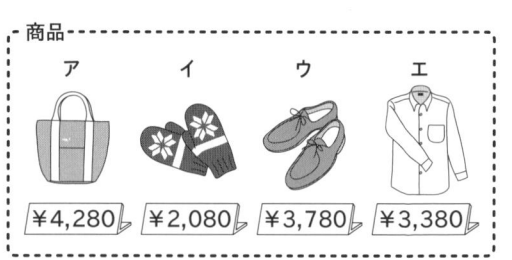

| 所持金 | 商品 |

¥4,280　¥2,080　¥3,780　¥3,380

出した金額

商品

絶対完走するぞ

253日目

四則演算

学習日　　　月　　　日

目標 **3**分　かかった時間　　分

正答数　／20

次の計算をしましょう。

① $99-62=$

② $7\times72=$

③ $36\div3=$

④ $23+56=$

⑤ $84\div14=$

⑥ $45-34=$

⑦ $61-43=$

⑧ $42+49=$

⑨ $7+5+27=$

⑩ $97-46=$

⑪ $80\times32=$

⑫ $11+67=$

⑬ $61-22=$

⑭ $14\times50=$

⑮ $8\times62=$

⑯ $48+45=$

⑰ $60-59=$

⑱ $31-14=$

⑲ $95+60=$

⑳ $9\times65=$

 脳チャレ！

11×43 を暗算してみよう！

脳も体も動かそう！

254日目

四則演算

学習日　　　月　　　日

目標　かかった時間

3分　　　　分

正答数

/20

次の計算をしましょう。

① $7 \times 7 + 22 =$

② $50 \times 47 =$

③ $81 \times 4 =$

④ $98 \times 3 =$

⑤ $99 + 17 =$

⑥ $22 - 7 - 6 =$

⑦ $7 + 36 =$

⑧ $23 - 3 \times 7 =$

⑨ $59 + 16 =$

⑩ $65 \times 40 =$

⑪ $96 \div 6 =$

⑫ $45 - 25 =$

⑬ $46 + 54 =$

⑭ $4 \times 66 =$

⑮ $6 \times 13 - 7 =$

⑯ $38 + 67 =$

⑰ $52 \div 13 =$

⑱ $9 + 5 \times 16 =$

⑲ $40 \times 25 =$

⑳ $68 \div 4 =$

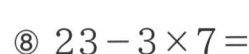 脳チャレ！ 4000人中の1000人は何％かこたえよう！

前ページの こたえ ①37 ②504 ③12 ④79 ⑤6 ⑥11 ⑦18 ⑧91 ⑨39 ⑩51 ⑪2560 ⑫78 ⑬39 ⑭700 ⑮496 ⑯93 ⑰1 ⑱17 ⑲155 ⑳585　脳チャレ！…473

間違えたっていいじゃない

穴埋め

255

学習日		正答数
月　　日		
目標	かかった時間	
3分	分	/20

次の□にあてはまる数,もしくは符号（＋，－，×，÷）をこたえましょう。

① $4 \div \boxed{} = 2$

② $99 + \boxed{} = 162$

③ $4 \boxed{} 4 = 1$

④ $\boxed{} - 11 = 10$

⑤ $\boxed{} \times 4 = 352$

⑥ $45 - \boxed{} = 5$

⑦ $\boxed{} - 10 = 96$

⑧ $\boxed{} + 27 = 27$

⑨ $\boxed{} + 9 = 103$

⑩ $\boxed{} \times 3 = 231$

⑪ $45 \div \boxed{} = 3$

⑫ $17 + \boxed{} = 84$

⑬ $72 \times \boxed{} = 144$

⑭ $\boxed{} \div 3 = 29$

⑮ $\boxed{} \div 28 = 4$

⑯ $\boxed{} + 55 = 72$

⑰ $10 \boxed{} 5 = 2$

⑱ $63 \div \boxed{} = 21$

⑲ $\boxed{} - 27 = 21$

⑳ $92 \div \boxed{} = 23$

 脳チャレ！ 30分で30km進みました。時速何kmかこたえよう！

できるだけ朝に
256

四則演算

学習日　　　　月　　　　日

目標 **3分**　かかった時間　　　分

正答数　/20

次の計算をしましょう。

① $32-28=$

② $26+2-6=$

③ $81-70=$

④ $98-78=$

⑤ $27×8=$

⑥ $30×58=$

⑦ $21+5×3=$

⑧ $68+45=$

⑨ $80-66=$

⑩ $42×40=$

⑪ $79+59=$

⑫ $22×4×5=$

⑬ $77+51=$

⑭ $80÷16=$

⑮ $87+39=$

⑯ $83-38=$

⑰ $26+3+2=$

⑱ $70×37=$

⑲ $26+30=$

⑳ $24÷8=$

 脳チャレ! $\frac{1}{4}$を小数でこたえよう！

次の計算をしましょう。

① $6 \times 7 + 20 =$

② $5 + 25 \div 5 =$

③ $91 \div 13 =$

④ $71 + 33 =$

⑤ $68 - 48 =$

⑥ $27 + 7 - 3 =$

⑦ $27 \times 70 =$

⑧ $97 - 15 =$

⑨ $58 \div 2 =$

⑩ $64 \div 16 =$

⑪ $61 + 67 =$

⑫ $1 + 6 + 23 =$

⑬ $81 + 39 =$

⑭ $9 \times 68 =$

⑮ $46 \div 2 =$

⑯ $93 \times 3 =$

⑰ $20 \times 6 \times 5 =$

⑱ $73 - 54 =$

⑲ $89 + 31 =$

⑳ $59 + 66 =$

 脳チャレ！　今日の日付の数をすべてたしてみよう！

前ページの こたえ
①4 ②22 ③11 ④20 ⑤216 ⑥1740 ⑦36 ⑧113 ⑨14 ⑩1680 ⑪138 ⑫440 ⑬128 ⑭5 ⑮126 ⑯45 ⑰31 ⑱2590 ⑲56 ⑳3　脳チャレ！…0.25

261

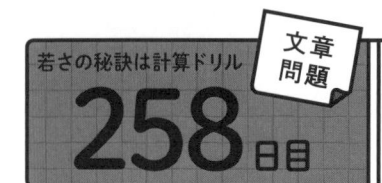

若さの秘訣は計算ドリル

258日目

文章問題

学習日　　　月　　　日

目標 **2**分　　かかった時間　　分

正答数　／2

1 左のマスの数字とちがっているのは，右のマスのどの数字でしょうか。その数字を書きましょう。

さがす

0	6	5	4	4
4	4	3	0	7
4	7	9	6	8
7	5	3	7	8
4	5	0	8	2

0	6	5	4	4
4	4	3	0	1
4	7	9	6	8
7	5	3	7	8
4	5	0	8	2

こたえ

2 次の図形を上下反転させるとどうなりますか。記号でこたえましょう。

図形

こたえ

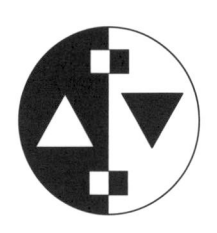

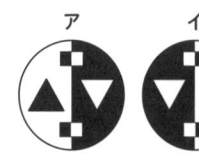　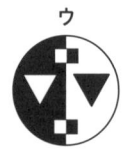　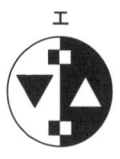

ア　　　イ　　　ウ　　　エ

前ページの
こたえ
①62 ②10 ③7 ④104 ⑤20 ⑥31 ⑦1890 ⑧82 ⑨29 ⑩4 ⑪128 ⑫30
⑬120 ⑭612 ⑮23 ⑯279 ⑰600 ⑱19 ⑲120 ⑳125

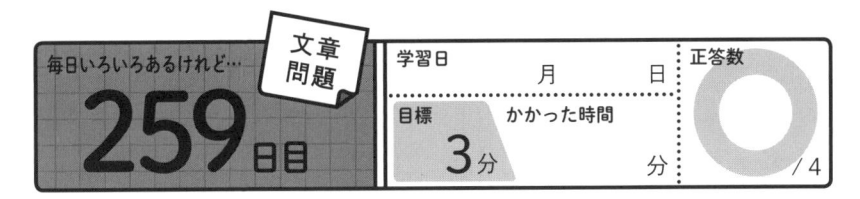

毎日いろいろあるけれど…

259日目

1 次の図形の数を数えて，表のア～ウにあてはまる数をこたえましょう。　

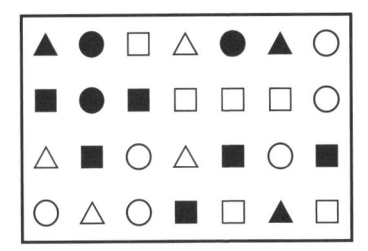

	三角形	円の形	四角形	合計
黒				ア
白			イ	
合計		ウ		28

| ア | | イ | | ウ | |

2 次の三角形の中の数は，ある決まりにしたがって並んでいます。「?」に入る数をこたえましょう。　

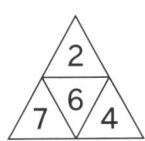 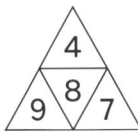 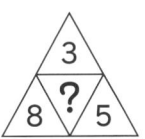

| こたえ |

鉛筆さえあれば

260日目

四則演算

学習日　　　月　　　日

目標 **3**分　かかった時間　　　分

正答数　　／20

次の計算をしましょう。

① $48 \div 1 =$

② $77 + 38 =$

③ $96 - 22 =$

④ $5 + 6 + 25 =$

⑤ $94 \times 5 =$

⑥ $84 \div 28 =$

⑦ $60 + 49 =$

⑧ $95 + 23 =$

⑨ $91 \div 13 =$

⑩ $53 + 67 =$

⑪ $6 \times 59 =$

⑫ $19 + 59 =$

⑬ $91 + 44 =$

⑭ $27 \div 3 - 5 =$

⑮ $81 \div 27 =$

⑯ $51 - 45 =$

⑰ $6 \times 74 =$

⑱ $24 - 4 \times 4 =$

⑲ $96 + 39 =$

⑳ $90 \div 6 =$

脳チャレ！ **11×44 を暗算してみよう！**

前ページの●こたえ　1 ア 12 イ 6 ウ 9　2 9 [(8−5)×3=9]

声に出すと脳にいいよ

四則演算

261日目

学習日　　月　　日

目標　かかった時間

3分　　分

正答数

／20

次の計算をしましょう。

① 54＋51＝

② 59－31＝

③ 40÷8＝

④ 3＋3×21＝

⑤ 94＋33＝

⑥ 24÷8＝

⑦ 68÷34＝

⑧ 33＋35＝

⑨ 72－48＝

⑩ 76÷19＝

⑪ 59×4＝

⑫ 87＋58＝

⑬ 21－1×9＝

⑭ 90÷45＝

⑮ 74÷2＝

⑯ 87＋37＝

⑰ 37×9＝

⑱ 90＋38＝

⑲ 24－3×8＝

⑳ 12×6－5＝

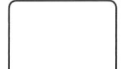

500人中の10人は何％かこたえよう！

次の□にあてはまる数,もしくは符号（＋，－，×，÷）をこたえましょう。

① □ ÷ 2 = 20

② 33 − □ = 22

③ □ + 3 = 94

④ 8 × □ = 208

⑤ □ + 57 = 106

⑥ □ ÷ 43 = 3

⑦ 23 □ 20 = 3

⑧ □ ÷ 31 = 4

⑨ 64 ÷ □ = 2

⑩ □ × 4 = 92

⑪ 17 + □ = 80

⑫ 85 − □ = 15

⑬ □ + 65 = 129

⑭ □ − 30 = 58

⑮ □ − 14 = 75

⑯ 36 − □ = 5

⑰ □ ÷ 3 = 26

⑱ □ + 21 = 114

⑲ 19 + □ = 62

⑳ 9 □ 3 = 3

脳チャレ！ 20分で10km進みました。時速何km かこたえよう！

前ページのこたえ ①105 ②28 ③5 ④66 ⑤127 ⑥3 ⑦2 ⑧68 ⑨24 ⑩4 ⑪236 ⑫145 ⑬12 ⑭2 ⑮37 ⑯124 ⑰333 ⑱128 ⑲0 ⑳67 脳チャレ！…2%

毎日ご苦労さまです
四則演算
263日目

学習日　　月　　日
目標 3分　かかった時間　分
正答数　/ 20

次の計算をしましょう。

① $31 + 13 =$

② $68 - 16 =$

③ $74 - 46 =$

④ $4 \times 7 + 20 =$

⑤ $10 + 61 =$

⑥ $43 - 19 =$

⑦ $85 \div 17 =$

⑧ $60 \div 20 =$

⑨ $52 + 22 =$

⑩ $69 - 30 =$

⑪ $41 + 36 =$

⑫ $48 \div 16 =$

⑬ $53 - 38 =$

⑭ $28 \div 4 - 3 =$

⑮ $49 + 57 =$

⑯ $21 - 2 \times 8 =$

⑰ $25 + 68 =$

⑱ $19 \times 60 =$

⑲ $6 \times 69 =$

⑳ $34 \times 11 =$

脳チャレ！ $\frac{1}{5}$ を小数でこたえよう！

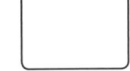

誰かと競いあうもよし

四則演算

264日目

学習日　　　　月　　　　日

目標 **2**分　　かかった時間　　　分

正答数　　／20

次の計算をしましょう。

① $24 - 2 \div 2 =$

② $36 + 43 =$

③ $56 + 59 =$

④ $73 \times 50 =$

⑤ $67 - 46 =$

⑥ $7 \times 53 =$

⑦ $96 \div 32 =$

⑧ $96 + 11 =$

⑨ $21 - 4 + 3 =$

⑩ $57 + 66 =$

⑪ $47 + 48 =$

⑫ $76 + 67 =$

⑬ $20 \times 2 - 6 =$

⑭ $33 \times 30 =$

⑮ $24 \div 4 =$

⑯ $42 - 38 =$

⑰ $42 \div 6 =$

⑱ $3 \times 15 \times 2 =$

⑲ $79 - 22 =$

⑳ $26 \div 2 - 6 =$

 脳チャレ！　現在の時刻の数をすべてたしてみよう！（例：12時34分…1+2+3+4）

①44 ②52 ③28 ④48 ⑤71 ⑥24 ⑦5 ⑧3 ⑨74 ⑩39 ⑪77 ⑫3 ⑬15 ⑭4 ⑮106 ⑯5 ⑰93 ⑱1140 ⑲414 ⑳374　脳チャレ！…0.2

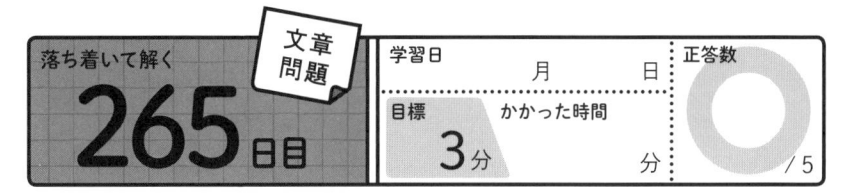

落ち着いて解く

文章問題

265日目

1 左のサイコロを参考にして，右の「?」の目の数をこたえましょう。サイコロの向いあう面の目は，たすと7になります。

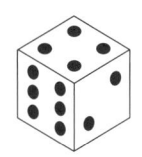 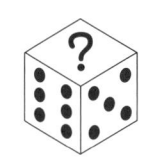

こたえ

2 縦・横・斜めの数をたすと15になるように，1〜9までの数を1つずつ入れます。ア，イに入る数をこたえましょう。

8	3	4
	イ	9
ア		

ア

イ

3 次の漢字で書かれた数を，数字で書きなおしましょう。

① 十八億二千八百

①

② 二百四十三億三十万三千

②

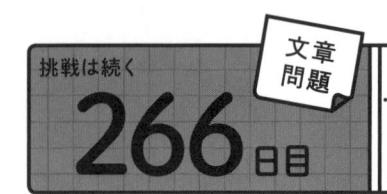

挑戦は続く **266**日目 文章問題

1 読書をしていました。何分たったでしょう。 計算

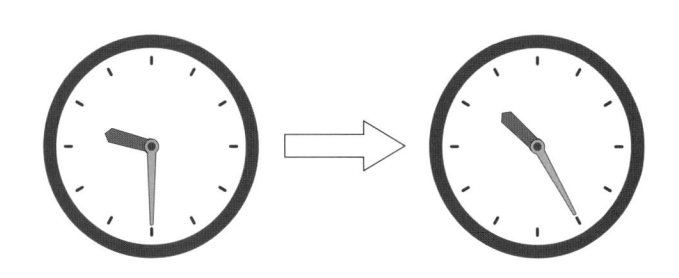

こたえ

2 次の数を（　）内の位で四捨五入しましょう。 計算

① 53107 （千の位）

①

② 452005 （千の位）

②

③ 749680 （百の位）

③

前ページの こたえ
1 3　　2 ア 6　イ 5
3 ① 1,800,002,800　② 24,300,303,000

次の計算をしましょう。

① $40 \times 50 =$

② $3 \times 93 =$

③ $91 - 74 =$

④ $26 \times 6 =$

⑤ $90 \div 45 =$

⑥ $64 + 70 =$

⑦ $55 + 17 =$

⑧ $95 \div 5 =$

⑨ $88 \times 20 =$

⑩ $65 - 41 =$

⑪ $24 - 4 - 5 =$

⑫ $36 \div 4 =$

⑬ $3 \times 85 =$

⑭ $74 - 63 =$

⑮ $48 \div 6 =$

⑯ $30 + 43 =$

⑰ $7 \times 5 + 25 =$

⑱ $87 - 49 =$

⑲ $74 + 2 =$

⑳ $5 \times 15 - 5 =$

脳チャレ！ **11×45 を暗算してみよう！**

次の計算をしましょう。

① $11 \times 39 =$

② $56 - 16 =$

③ $92 \times 5 =$

④ $95 + 33 =$

⑤ $30 \times 41 =$

⑥ $83 - 62 =$

⑦ $23 - 3 \times 4 =$

⑧ $77 + 47 =$

⑨ $30 \times 25 =$

⑩ $62 + 49 =$

⑪ $26 \div 2 =$

⑫ $75 \div 15 =$

⑬ $50 \times 31 =$

⑭ $72 + 63 =$

⑮ $76 \times 70 =$

⑯ $54 \div 9 =$

⑰ $90 + 18 =$

⑱ $64 \div 8 =$

⑲ $25 - 10 \div 5 =$

⑳ $18 + 69 =$

脳チャレ！ 2400人中の1800人は何％かこたえよう！

前ページの◆こたえ　①2000 ②279 ③17 ④156 ⑤2 ⑥134 ⑦72 ⑧19 ⑨1760 ⑩24 ⑪15 ⑫9 ⑬255 ⑭11 ⑮8 ⑯73 ⑰60 ⑱38 ⑲76 ⑳70　脳チャレ！…495

符号に注意してね
穴埋め
269日目

学習日			正答数
	月	日	
目標	かかった時間		
3分		分	/ 20

次の□にあてはまる数, もしくは符号（+, −, ×, ÷）をこたえましょう。

① $\boxed{} - 46 = 22$

⑪ $37 - \boxed{} = 24$

② $22 - \boxed{} = 7$

⑫ $\boxed{} \times 21 = 63$

③ $81 + \boxed{} = 88$

⑬ $61 + \boxed{} = 115$

④ $39 + \boxed{} = 83$

⑭ $7 \times \boxed{} = 434$

⑤ $\boxed{} \times 4 = 276$

⑮ $\boxed{} \div 18 = 5$

⑥ $34 \div \boxed{} = 1$

⑯ $45 - \boxed{} = 27$

⑦ $8 \boxed{} 1 = 9$

⑰ $\boxed{} - 51 = 47$

⑧ $66 - \boxed{} = 60$

⑱ $7 \times \boxed{} = 602$

⑨ $\boxed{} \div 49 = 3$

⑲ $\boxed{} \div 8 = 17$

⑩ $\boxed{} - 4 = 58$

⑳ $41 \boxed{} 67 = 108$

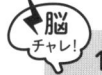
1分で1km 進みました。時速何 km かこたえよう！

あわてない、あわてない

四則演算

270日目

学習日　　月　　日

目標 **3**分　かかった時間　　分

正答数 ／20

次の計算をしましょう。

① $45+38=$

② $5\times69=$

③ $84\div28=$

④ $94\div2=$

⑤ $14+67=$

⑥ $38+16=$

⑦ $46\times11=$

⑧ $82+22=$

⑨ $96\div16=$

⑩ $93\times7=$

⑪ $27\times70=$

⑫ $23-10+3=$

⑬ $80\div4=$

⑭ $77+67=$

⑮ $28-6\times3=$

⑯ $68-66=$

⑰ $6\times7-27=$

⑱ $42-31=$

⑲ $8\times42=$

⑳ $2\times95=$

脳チャレ！ $\dfrac{3}{4}$ を小数でこたえよう！

前ページのこたえ ①68 ②15 ③7 ④44 ⑤69 ⑥34 ⑦＋ ⑧6 ⑨147 ⑩62 ⑪13 ⑫3 ⑬54 ⑭62 ⑮90 ⑯18 ⑰98 ⑱86 ⑲136 ⑳＋ 脳チャレ！…時速60km

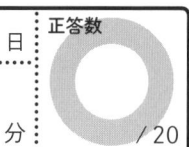

脳を追い込む！

四則演算

271日目

学習日	月	日	正答数
目標 **2**分	かかった時間	分	/20

次の計算をしましょう。

① 71＋53＝

② 95×5＝

③ 96÷24＝

④ 93－60＝

⑤ 73－35＝

⑥ 7×36＝

⑦ 79＋62＝

⑧ 88－11＝

⑨ 83－61＝

⑩ 21＋6×8＝

⑪ 2×8×11＝

⑫ 6＋45＝

⑬ 2×12×5＝

⑭ 24×60＝

⑮ 43－29＝

⑯ 7×48＝

⑰ 35＋26＝

⑱ 60－18＝

⑲ 58＋63＝

⑳ 99÷11＝

脳チャレ！ 現在の時刻の数をすべてかけてみよう！（例：12時34分…1×2×3×4）

前ページの こたえ ①83 ②345 ③3 ④47 ⑤81 ⑥54 ⑦506 ⑧104 ⑨6 ⑩651 ⑪1890 ⑫16 ⑬20 ⑭144 ⑮10 ⑯2 ⑰15 ⑱11 ⑲336 ⑳190 脳チャレ！…0.75 **275**

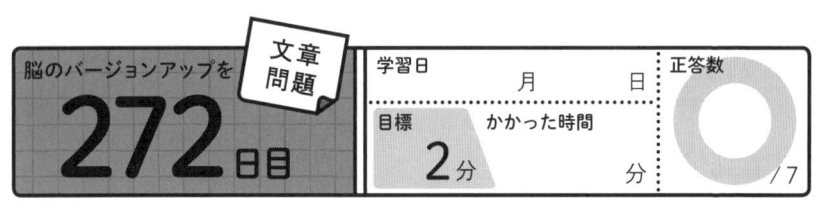

脳のバージョンアップを

272日目

文章問題

学習日　　　月　　　日

目標 2分　　かかった時間　　分

正答数 /7

1 次のカードの中から5枚選んで,「20000」にもっとも近い数をつくりましょう。

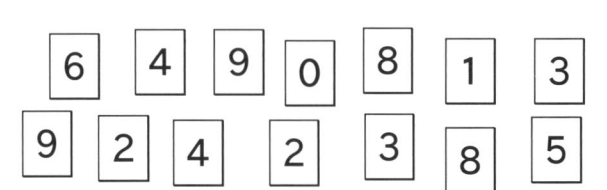

6　4　9　0　8　1　3

9　2　4　2　3　8　5

2 となりどうしの◯の中の数をたすと,上の◯の中の数になります。ア～カにあてはまる数をこたえましょう。

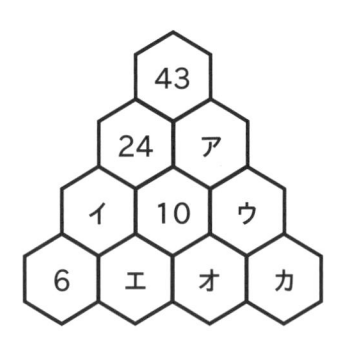

43

24　ア

イ　10　ウ

6　エ　オ　カ

ア	イ
エ	ウ
オ	カ

まちがい探しは得意ですか？

文章問題

273日目

学習日　　　月　　　日

目標 2分　　かかった時間　　分

正答数 / 2

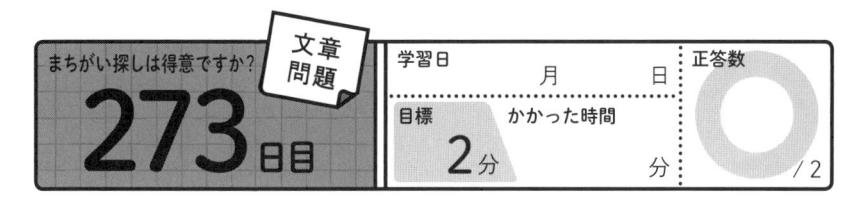

1 図のように，マッチ棒を使って正五角形をつくっていきます。マッチ棒が全部で69本あるとき，正五角形を何個つくれるでしょう。

図形

こたえ

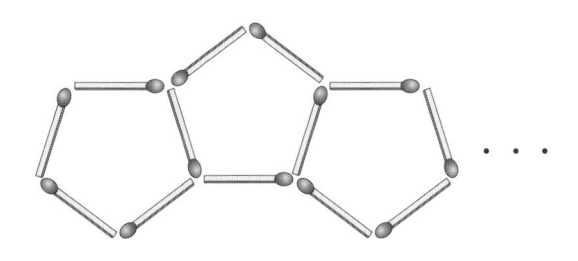

・・・

2 1つだけ他とちがう図形がまぎれています。さがして，A－1のように記号でこたえましょう。

さがす

	1	2	3	4	5	6
A						
B						
C						
D						

こたえ

前ページのこたえ
1 19988
2 ア 19 イ 14 ウ 9 エ 8 オ 2 カ 7

277

よけいな力をぬいて

四則演算

274日目

学習日		
	月	日
目標	かかった時間	
3分		分

正答数

◯

／20

次の計算をしましょう。

① $5 \times 52 =$

② $85 - 61 =$

③ $88 \times 50 =$

④ $83 + 21 =$

⑤ $89 + 59 =$

⑥ $71 - 64 =$

⑦ $66 - 58 =$

⑧ $73 \times 5 =$

⑨ $84 \div 28 =$

⑩ $64 - 40 =$

⑪ $3 \times 66 =$

⑫ $88 \div 4 =$

⑬ $6 \times 66 =$

⑭ $24 \div 8 + 4 =$

⑮ $38 + 57 =$

⑯ $33 - 7 =$

⑰ $45 \times 50 =$

⑱ $52 - 39 =$

⑲ $96 \div 8 =$

⑳ $20 \times 5 - 2 =$

脳チャレ！ 11×46 を暗算してみよう！

前ページの
こたえ 1 17個 2 B－2

脳が計算を欲してる

四則演算

275日目

学習日　　　月　　　日

目標 **3**分　かかった時間　　分

正答数　/ 20

次の計算をしましょう。

① $57 - 41 =$

② $20 \times 23 =$

③ $90 \div 15 =$

④ $99 + 51 =$

⑤ $59 \times 11 =$

⑥ $50 \times 46 =$

⑦ $2 \times 15 \times 4 =$

⑧ $29 + 36 =$

⑨ $11 \times 55 =$

⑩ $48 \div 24 =$

⑪ $92 - 42 =$

⑫ $95 \div 19 =$

⑬ $84 \div 21 =$

⑭ $62 + 49 =$

⑮ $36 + 19 =$

⑯ $75 \div 5 =$

⑰ $9 \times 66 =$

⑱ $27 + 58 =$

⑲ $21 + 4 + 8 =$

⑳ $3 \times 57 =$

 脳チャレ！ 50000人中の2500人は何％かこたえよう！

1問ずつ着実に

276日目

穴埋め

学習日		月	日	正答数
目標	かかった時間			
3分			分	/ 20

次の□にあてはまる数，もしくは符号（＋，－，×，÷）をこたえましょう。

① □ － 9 ＝ 12

② 88 ÷ □ ＝ 22

③ 15 □ 2 ＝ 30

④ □ － 5 ＝ 17

⑤ 54 ÷ □ ＝ 27

⑥ □ ÷ 3 ＝ 43

⑦ □ × 10 ＝ 470

⑧ 7 × □ ＝ 161

⑨ 61 × □ ＝ 122

⑩ □ × 5 ＝ 680

⑪ 56 ＋ □ ＝ 84

⑫ 90 ÷ □ ＝ 18

⑬ □ ÷ 57 ＝ 1

⑭ □ － 30 ＝ 43

⑮ □ － 23 ＝ 10

⑯ 51 ＋ □ ＝ 70

⑰ 82 － □ ＝ 28

⑱ 11 × □ ＝ 495

⑲ □ × 40 ＝ 720

⑳ 3 × □ ＝ 267

脳チャレ！ 40分で50km 進みました。時速何 km かこたえよう！

①16 ②460 ③6 ④150 ⑤649 ⑥2300 ⑦120 ⑧65 ⑨605 ⑩2 ⑪50
⑫5 ⑬4 ⑭111 ⑮55 ⑯15 ⑰594 ⑱85 ⑲33 ⑳171　脳チャレ！…5%

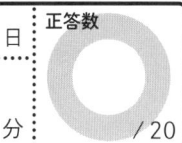

次の計算をしましょう。

① 8×56＝

② 74＋24＝

③ 87－71＝

④ 26＋7×3＝

⑤ 51＋50＝

⑥ 70－39＝

⑦ 80÷5＝

⑧ 83＋28＝

⑨ 82×9＝

⑩ 16＋57＝

⑪ 84÷3＝

⑫ 69×11＝

⑬ 22×2－8＝

⑭ 82－55＝

⑮ 27÷3＝

⑯ 72－28＝

⑰ 40×46＝

⑱ 73－22＝

⑲ 72÷12＝

⑳ 7×93＝

 脳チャレ！ $\frac{3}{5}$ を小数でこたえよう！

前ページのこたえ ①21 ②4 ③× ④22 ⑤2 ⑥129 ⑦47 ⑧23 ⑨2 ⑩136 ⑪28 ⑫5 ⑬57 ⑭73 ⑮33 ⑯19 ⑰54 ⑱45 ⑲18 ⑳89　脳チャレ！…時速75km

281

次の計算をしましょう。

① $81 \div 27 =$

② $69 + 63 =$

③ $60 + 54 =$

④ $74 - 57 =$

⑤ $61 + 38 =$

⑥ $69 \times 20 =$

⑦ $76 + 18 =$

⑧ $75 \div 25 =$

⑨ $7 \times 73 =$

⑩ $68 + 54 =$

⑪ $1 + 6 + 25 =$

⑫ $44 - 17 =$

⑬ $71 + 50 =$

⑭ $80 \times 30 =$

⑮ $4 \times 68 =$

⑯ $99 - 67 =$

⑰ $25 \times 2 - 5 =$

⑱ $22 + 27 =$

⑲ $78 \div 13 =$

⑳ $44 + 29 =$

 脳チャレ！

P249のような図形問題をそれぞれ1題ずつ、自作してみよう！

前ページのこたえ　①448 ②98 ③16 ④47 ⑤101 ⑥31 ⑦16 ⑧111 ⑨738 ⑩73 ⑪28 ⑫759 ⑬36 ⑭27 ⑮9 ⑯44 ⑰1840 ⑱51 ⑲6 ⑳651　脳チャレ！…0.6

★の位置までサイコロを転がすと，ア〜エのうち
どのようになりますか。サイコロは向いあう面の
目は，たすと7になります。

パズル

こたえ

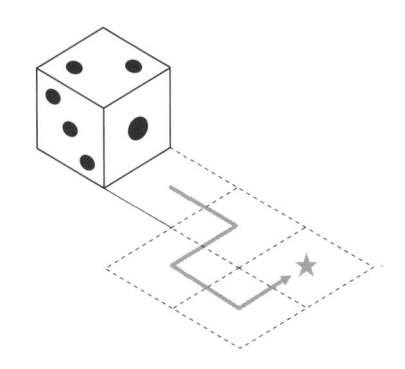

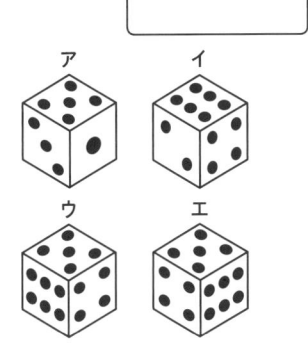

下の展開図を組み立ててできる立体は，ア〜エの
うちどれでしょう。

パズル

こたえ

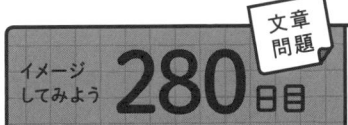

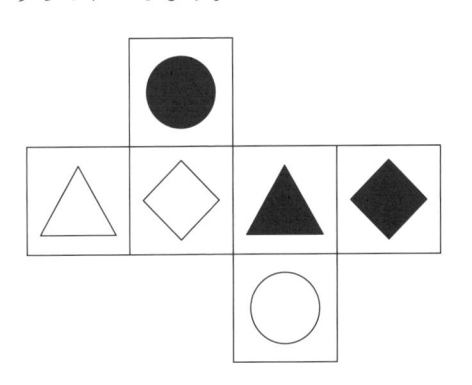

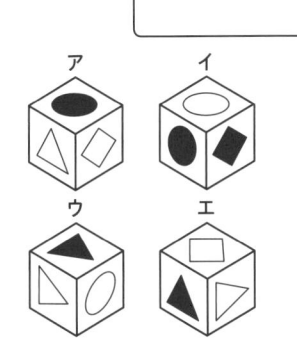

次の計算をしましょう。

① $82 \times 4 =$

② $71 + 49 =$

③ $30 \times 68 =$

④ $56 - 39 =$

⑤ $20 \div 5 =$

⑥ $51 \times 20 =$

⑦ $5 + 9 \times 19 =$

⑧ $93 - 8 =$

⑨ $84 \times 8 =$

⑩ $74 - 16 =$

⑪ $46 \div 23 =$

⑫ $7 \times 54 =$

⑬ $93 \div 3 =$

⑭ $12 + 74 =$

⑮ $89 \times 8 =$

⑯ $53 - 48 =$

⑰ $18 \times 60 =$

⑱ $29 + 4 + 3 =$

⑲ $52 + 44 =$

⑳ $25 + 4 \times 8 =$

脳チャレ！ **4文字限定で1人しりとり10語に挑戦しよう！**

いつもとちがう場所でトライ　四則演算
282日目

学習日　　月　　日
目標　かかった時間
3分　　　分
正答数
／20

次の計算をしましょう。

① $85 \div 5 =$

② $74 - 31 =$

③ $88 \div 22 =$

④ $94 - 74 =$

⑤ $87 + 13 =$

⑥ $27 \div 3 + 6 =$

⑦ $32 - 9 =$

⑧ $64 \div 4 =$

⑨ $8 \times 49 =$

⑩ $71 + 58 =$

⑪ $11 \times 37 =$

⑫ $72 \div 9 =$

⑬ $37 - 6 =$

⑭ $15 + 72 =$

⑮ $72 - 6 =$

⑯ $49 \div 7 =$

⑰ $1 + 23 - 7 =$

⑱ $5 \times 18 - 3 =$

⑲ $79 - 27 =$

⑳ $47 + 56 =$

脳チャレ！

6000円の4割引きの値段をもとめよう！

次の□にあてはまる数, もしくは符号（＋, −, ×, ÷）をこたえましょう。

① $78 \div \boxed{} = 13$

② $\boxed{} - 55 = 14$

③ $\boxed{} \div 4 = 21$

④ $\boxed{} - 43 = 54$

⑤ $\boxed{} - 13 = 21$

⑥ $93 \boxed{} 30 = 123$

⑦ $\boxed{} + 20 = 117$

⑧ $56 - \boxed{} = 10$

⑨ $8 \times \boxed{} = 272$

⑩ $68 \div \boxed{} = 4$

⑪ $\boxed{} + 65 = 91$

⑫ $\boxed{} \div 24 = 5$

⑬ $36 - \boxed{} = 35$

⑭ $61 - \boxed{} = 54$

⑮ $5 \boxed{} 2 = 3$

⑯ $\boxed{} - 45 = 6$

⑰ $\boxed{} + 51 = 71$

⑱ $\boxed{} \times 58 = 58$

⑲ $77 + \boxed{} = 132$

⑳ $30 \times \boxed{} = 1200$

 脳チャレ！ **3時間で60km進みました。時速何kmかこたえよう！**

前ページの ●こたえ
①17 ②43 ③4 ④20 ⑤100 ⑥15 ⑦23 ⑧16 ⑨392 ⑩129 ⑪407 ⑫8
⑬31 ⑭87 ⑮66 ⑯7 ⑰17 ⑱87 ⑲52 ⑳103 脳チャレ！…3600円

いつもより慎重に
284日目
四則演算

学習日　　　月　　　日
目標 **3**分　かかった時間　　分
正答数　/ 20

次の計算をしましょう。

① $46 - 14 =$

② $60 \times 54 =$

③ $23 - 10 - 5 =$

④ $48 - 26 =$

⑤ $11 \times 38 =$

⑥ $99 \div 33 =$

⑦ $86 - 21 =$

⑧ $80 \div 40 =$

⑨ $33 \times 11 =$

⑩ $37 + 53 =$

⑪ $99 - 37 =$

⑫ $65 - 17 =$

⑬ $73 - 11 =$

⑭ $8 \times 5 \times 7 =$

⑮ $57 - 31 =$

⑯ $52 \div 13 =$

⑰ $59 + 41 =$

⑱ $73 + 26 =$

⑲ $30 \times 45 =$

⑳ $5 \times 9 - 25 =$

脳チャレ！ $\dfrac{2}{5}$ を小数でこたえよう！

前ページの　こたえ
①6 ②69 ③84 ④97 ⑤34 ⑥＋ ⑦97 ⑧46 ⑨34 ⑩17 ⑪26 ⑫120 ⑬1
⑭7 ⑮− ⑯51 ⑰20 ⑱1 ⑲55 ⑳40　脳チャレ！…時速20km

287

培った計算力で！

四則演算

285日目

学習日　　　月　　　日

目標 2分　かかった時間　　分

正答数　／20

次の計算をしましょう。

① $11 \times 28 =$

② $45 - 19 =$

③ $84 \div 28 =$

④ $23 \times 3 - 2 =$

⑤ $89 - 35 =$

⑥ $79 \times 8 =$

⑦ $50 \times 52 =$

⑧ $97 - 29 =$

⑨ $89 + 50 =$

⑩ $45 \div 5 =$

⑪ $83 \times 4 =$

⑫ $61 - 53 =$

⑬ $39 + 56 =$

⑭ $94 - 8 =$

⑮ $88 \div 8 =$

⑯ $23 - 5 \times 3 =$

⑰ $25 \times 7 =$

⑱ $96 \div 12 =$

⑲ $7 \times 43 =$

⑳ $83 \times 5 =$

 脳チャレ！ 翌月の同日（なければ末日）が何曜日かわりだしてみよう！

 前ページのこたえ
①32 ②3240 ③8 ④22 ⑤418 ⑥3 ⑦65 ⑧2 ⑨363 ⑩90 ⑪62 ⑫48 ⑬62 ⑭280 ⑮26 ⑯4 ⑰100 ⑱99 ⑲1350 ⑳20 脳チャレ！…0.4

想像力をきたえる

文章問題

286日目

学習日　　　　月　　　　日

目標 2分　かかった時間　　　分

正答数 / 3

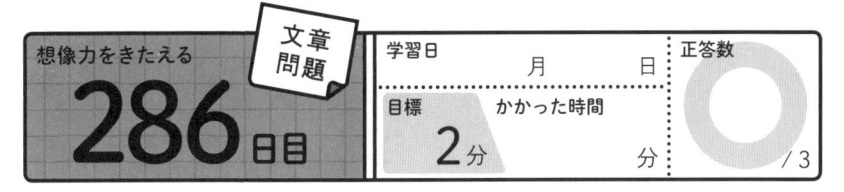

1 次の漢字のうち，その意味と色が合っている
ものは，いくつあるでしょう。 さがす

黒　灰　白　黒　黒　灰
白　灰　黒　灰　白　白　灰

こたえ

2 次のルールにしたがって，あいているマスに数
を入れます。ア，イに入る数をこたえましょう。 パズル

《ルール》 (1) 太い枠の4マスに，1, 2, 3, 4が必ず1つずつ入る。
　　　　　(2) 縦1列，横1行に，1, 2, 3, 4が必ず1つずつ入る。

3	1		2
4	2	ア	
イ			
	4	1	

ア

イ

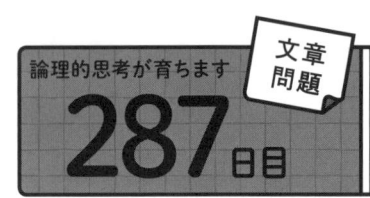

論理的思考が育ちます

文章問題

287日目

---

1 次の数を（　）内の位で四捨五入しましょう。　　**計算**

① 73506 　（百の位）

> ①

② 44835 　（千の位）

> ②

③ 296510 　（千の位）

> ③

---

2 ア〜オのうち，組み立てて立方体になるものは，どれでしょう。　　**図形**

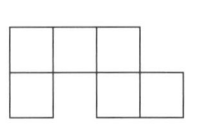
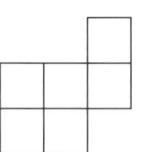
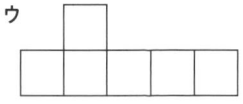

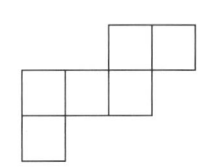
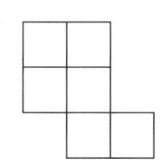

> こたえ

もっと賢くなる！ **288**日目 四則演算

次の計算をしましょう。

① $47+69=$

② $60\times65=$

③ $44-8=$

④ $42\div6=$

⑤ $65+18=$

⑥ $9+4\times14=$

⑦ $26\div2-1=$

⑧ $71+30=$

⑨ $87-65=$

⑩ $7\times4-21=$

⑪ $84-63=$

⑫ $92\times8=$

⑬ $52-29=$

⑭ $6\times11+6=$

⑮ $60\div12=$

⑯ $67-18=$

⑰ $84\div21=$

⑱ $85\div17=$

⑲ $16+68=$

⑳ $35+44=$

 脳チャレ！ **11×47 を暗算してみよう！**

1段ずつ登る
四則演算
289日目

学習日　　　月　　　日

正答数

目標 **3**分　かかった時間　分　/20

次の計算をしましょう。

① $47 \times 6 =$

② $47 + 52 =$

③ $71 - 29 =$

④ $6 \times 68 =$

⑤ $25 + 13 =$

⑥ $15 + 8 + 5 =$

⑦ $6 \times 73 =$

⑧ $36 - 13 =$

⑨ $30 \times 70 =$

⑩ $84 \div 4 =$

⑪ $95 - 33 =$

⑫ $7 \times 55 =$

⑬ $81 + 52 =$

⑭ $9 \times 19 =$

⑮ $40 \times 60 =$

⑯ $28 - 4 \times 3 =$

⑰ $11 \times 2 + 3 =$

⑱ $42 + 51 =$

⑲ $29 - 2 \times 9 =$

⑳ $94 \div 2 =$

脳チャレ！　1200円の3割引きの値段をもとめよう！

前ページのこたえ
①116 ②3900 ③36 ④7 ⑤83 ⑥65 ⑦12 ⑧101 ⑨22 ⑩7 ⑪21 ⑫736 ⑬23 ⑭72 ⑮5 ⑯49 ⑰4 ⑱5 ⑲84 ⑳79　脳チャレ！…517

次の□にあてはまる数, もしくは符号（＋, －, ×, ÷）をこたえましょう。

① $50 \times \boxed{} = 250$

② $5 \boxed{} 5 = 1$

③ $\boxed{} \times 4 = 88$

④ $\boxed{} + 52 = 78$

⑤ $61 - \boxed{} = 9$

⑥ $\boxed{} - 61 = 37$

⑦ $6 \times \boxed{} = 138$

⑧ $\boxed{} + 65 = 159$

⑨ $87 + \boxed{} = 125$

⑩ $48 \times \boxed{} = 480$

⑪ $\boxed{} \times 61 = 488$

⑫ $\boxed{} - 31 = 20$

⑬ $10 \boxed{} 5 = 50$

⑭ $67 + \boxed{} = 97$

⑮ $46 - \boxed{} = 30$

⑯ $\boxed{} + 58 = 69$

⑰ $82 - \boxed{} = 9$

⑱ $42 \div \boxed{} = 6$

⑲ $\boxed{} + 17 = 81$

⑳ $\boxed{} \div 46 = 2$

 脳チャレ！ 2分で6km進みました。時速何kmかこたえよう！

前ページの ●こたえ

①282 ②99 ③42 ④408 ⑤38 ⑥28 ⑦438 ⑧23 ⑨2100 ⑩21 ⑪62 ⑫385
⑬133 ⑭171 ⑮2400 ⑯16 ⑰25 ⑱93 ⑲11 ⑳47 脳チャレ！…840円

293

努力はむくわれる
291日目

四則演算

学習日　　　月　　　日

正答数　　　/20

目標 **3**分　かかった時間　　分

次の計算をしましょう。

① $98 \div 2 =$

② $85 - 50 =$

③ $49 + 28 =$

④ $14 \times 3 - 5 =$

⑤ $59 \times 7 =$

⑥ $44 - 37 =$

⑦ $85 \times 20 =$

⑧ $34 - 15 =$

⑨ $33 + 67 =$

⑩ $8 + 63 =$

⑪ $70 + 64 =$

⑫ $5 \times 5 + 7 =$

⑬ $81 - 20 =$

⑭ $20 \times 73 =$

⑮ $18 \div 6 =$

⑯ $56 \times 4 =$

⑰ $8 \times 7 - 13 =$

⑱ $4 \times 64 =$

⑲ $82 \div 41 =$

⑳ $6 \times 4 - 15 =$

脳チャレ！ $\frac{1}{8}$ を小数でこたえよう！

前ページのこたえ　①5 ②÷ ③22 ④26 ⑤52 ⑥98 ⑦23 ⑧94 ⑨38 ⑩10 ⑪8 ⑫51 ⑬× ⑭30 ⑮16 ⑯11 ⑰73 ⑱7 ⑲64 ⑳92　脳チャレ！…時速 180km

高速計算！

四則演算

292日目

学習日　　月　　日

目標 2分　かかった時間　　分

正答数 / 20

次の計算をしましょう。

① $85 - 2 =$

② $39 \div 3 =$

③ $8 \times 8 - 26 =$

④ $63 \times 6 =$

⑤ $51 - 13 =$

⑥ $70 + 48 =$

⑦ $72 \div 24 =$

⑧ $8 \times 4 \times 5 =$

⑨ $75 + 41 =$

⑩ $8 \times 46 =$

⑪ $84 \div 12 =$

⑫ $92 + 69 =$

⑬ $75 \div 25 =$

⑭ $44 \div 4 =$

⑮ $25 + 3 + 6 =$

⑯ $55 \times 11 =$

⑰ $95 \div 5 =$

⑱ $28 \times 6 =$

⑲ $78 + 63 =$

⑳ $90 - 71 =$

脳チャレ！ 今年の元日が何曜日かわりだしてみよう！

前ページのこたえ ①49 ②35 ③77 ④37 ⑤413 ⑥7 ⑦1700 ⑧19 ⑨100 ⑩71 ⑪134 ⑫32 ⑬61 ⑭1460 ⑮3 ⑯224 ⑰43 ⑱256 ⑲2 ⑳9 　脳チャレ！…0.125

295

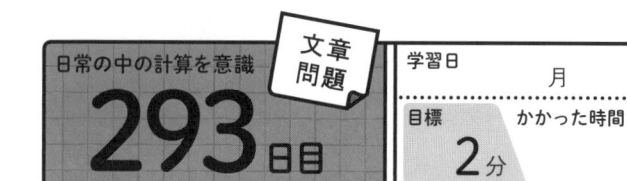

日常の中の計算を意識

文章問題

293 日目

学習日　　　月　　　日

目標 2分　かかった時間　　　分

正答数　/ 2

1 同じ個数のくだものは，ア〜カのうち，どれとどれでしょう。

 さがす

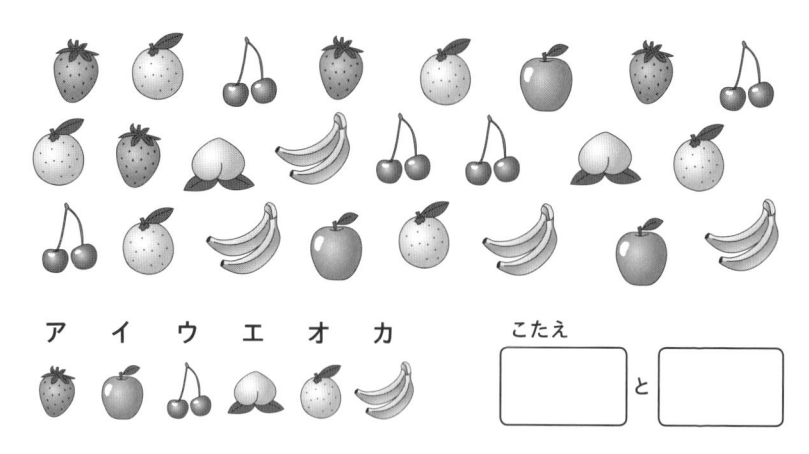

ア　イ　ウ　エ　オ　カ

こたえ [　　] と [　　]

2 ア〜エの中から 2 種類の商品を買ったら，下の所持金でちょうど買うことができました。どれとどれを買ったでしょう。

 計算

所持金

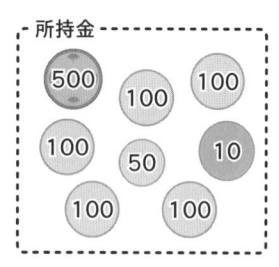

商品

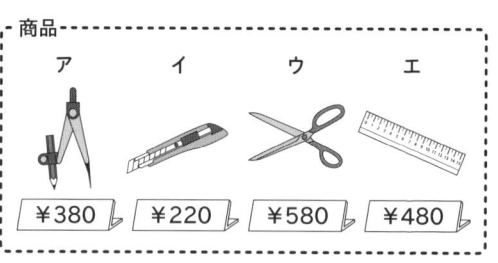

ア	イ	ウ	エ
¥380	¥220	¥580	¥480

こたえ [　　] と [　　]

①83 ②13 ③38 ④378 ⑤38 ⑥118 ⑦3 ⑧160 ⑨116 ⑩368 ⑪7 ⑫161 ⑬3 ⑭11 ⑮34 ⑯605 ⑰19 ⑱168 ⑲141 ⑳19

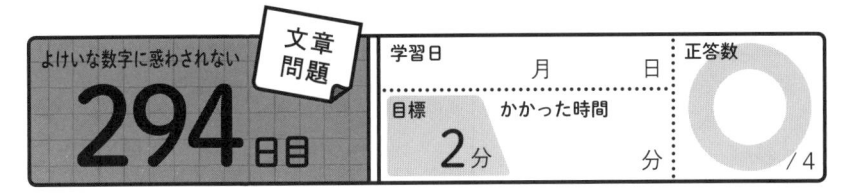

よけいな数字に惑わされない

文章問題

294日目

学習日　　　月　　　日

目標　かかった時間
2分　　　　　分

正答数　/ 4

1 次の問題にこたえましょう。 計算

① しょうゆ 50 mL，酢 50 mL，サラダ油 100 mL を混ぜ合わせて，しょうゆドレッシングを作ります。できたしょうゆドレッシングは全部で何 mL ですか。

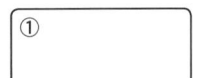

② 1 日に 15 分かけて計算ドリルを 12 問ずつ解くことにしました。1 日に 10 分の日もありましたが，毎日 12 問ずつ 30 日間続けて解いたとき，全部で何題の計算ドリルを解いたことになりますか。

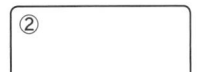

③ 1 本 2L 入りのコーヒーを 3 本と 1 本 1.5L 入りのお茶を 4 本買いました。買った飲み物の体積は全部で何 L ですか。

2 次の図形を白黒反転させるとどうなりますか。記号でこたえましょう。 図形

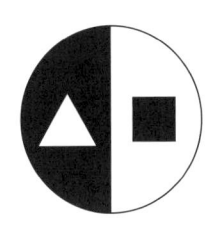

こたえ

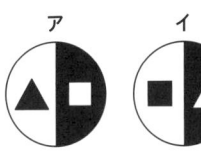

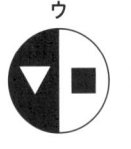

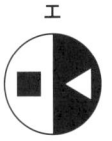

ア　イ　ウ　エ

次の計算をしましょう。

① $64-37=$　□

② $90-71=$　□

③ $79+51=$　□

④ $56\times4=$　□

⑤ $48\div6=$　□

⑥ $65-31=$　□

⑦ $5\times69=$　□

⑧ $40\times39=$　□

⑨ $35+71=$　□

⑩ $67-62=$　□

⑪ $70\div5=$　□

⑫ $2\times23-2=$　□

⑬ $28-9-9=$　□

⑭ $76\div4=$　□

⑮ $6\times67=$　□

⑯ $55+36=$　□

⑰ $66+2=$　□

⑱ $29-8\times3=$　□

⑲ $65-7=$　□

⑳ $8\times4+26=$　□

脳チャレ！ **11×48 を暗算してみよう！**

 前ページの こたえ　1 ① 200mL ② 360題 ③ 12L　2 ア

継続の賜物です

四則演算

296日目

学習日　　　月　　　日

目標 **3**分　かかった時間　　分

正答数　/ 20

次の計算をしましょう。

① $73-9=$ ☐

② $47×6=$ ☐

③ $96÷32=$ ☐

④ $52÷4=$ ☐

⑤ $89-19=$ ☐

⑥ $9×49=$ ☐

⑦ $85×3=$ ☐

⑧ $24+61=$ ☐

⑨ $60÷6=$ ☐

⑩ $74-20=$ ☐

⑪ $21×7+7=$ ☐

⑫ $88+74=$ ☐

⑬ $43-36=$ ☐

⑭ $68-26=$ ☐

⑮ $15×60=$ ☐

⑯ $74-53=$ ☐

⑰ $79+69=$ ☐

⑱ $57-2=$ ☐

⑲ $11×29=$ ☐

⑳ $22÷2-1=$ ☐

 脳チャレ！

15000円の3割引きの値段をもとめよう！

前ページの こたえ
①27 ②19 ③130 ④224 ⑤8 ⑥34 ⑦345 ⑧1560 ⑨106 ⑩5 ⑪14 ⑫44
⑬10 ⑭19 ⑮402 ⑯91 ⑰68 ⑱5 ⑲58 ⑳58　脳チャレ！…528

299

次の□にあてはまる数,もしくは符号（＋，－，×，÷）をこたえましょう。

① □ ÷ 29 = 4

② □ ÷ 7 = 1

③ 30 ÷ □ = 5

④ 80 － □ = 20

⑤ 58 □ 47 = 105

⑥ □ ÷ 10 = 36

⑦ 85 ÷ □ = 17

⑧ □ ÷ 7 = 80

⑨ □ ＋ 62 = 71

⑩ □ ＋ 21 = 109

⑪ 78 ÷ □ = 13

⑫ 6 × □ = 474

⑬ □ ÷ 2 = 70

⑭ □ － 16 = 2

⑮ 58 × □ = 174

⑯ 4 × □ = 268

⑰ 0 ＋ □ = 48

⑱ 27 □ 3 = 24

⑲ 20 ÷ □ = 10

⑳ □ ÷ 27 = 6

脳チャレ！ 3分で500m進みました。時速何kmかこたえよう！

300
前ページのこたえ

①64 ②282 ③3 ④13 ⑤70 ⑥441 ⑦255 ⑧85 ⑨10 ⑩54 ⑪154 ⑫162 ⑬7 ⑭42 ⑮900 ⑯21 ⑰148 ⑱55 ⑲319 ⑳10 脳チャレ！…10500円

もう計算のエキスパート
四則演算
298日目

学習日　　　月　　　日

目標　かかった時間
3分　　　分

正答数
/ 20

次の計算をしましょう。

① $7 \times 56 =$

② $67 + 55 =$

③ $10 + 6 \times 3 =$

④ $26 + 68 =$

⑤ $56 - 43 =$

⑥ $58 \times 9 =$

⑦ $72 \div 18 =$

⑧ $25 + 62 =$

⑨ $33 \times 40 =$

⑩ $60 - 54 =$

⑪ $42 - 8 =$

⑫ $84 \div 28 =$

⑬ $49 + 72 =$

⑭ $53 - 29 =$

⑮ $27 \times 30 =$

⑯ $96 \times 6 =$

⑰ $44 \times 4 =$

⑱ $25 - 14 - 7 =$

⑲ $6 + 1 + 26 =$

⑳ $5 + 4 \times 14 =$

脳チャレ！ $\frac{3}{2}$ を小数でこたえよう！

次の計算をしましょう。

① $99 \times 9 =$

② $5 - 4 + 28 =$

③ $45 - 24 =$

④ $48 \times 4 =$

⑤ $28 + 3 \times 8 =$

⑥ $50 \times 32 =$

⑦ $91 \div 13 =$

⑧ $97 - 64 =$

⑨ $2 \times 24 \times 5 =$

⑩ $45 - 43 =$

⑪ $51 - 8 =$

⑫ $89 - 14 =$

⑬ $84 \div 14 =$

⑭ $42 \div 42 =$

⑮ $13 \times 8 - 4 =$

⑯ $66 + 17 =$

⑰ $99 \div 3 =$

⑱ $1 + 7 + 29 =$

⑲ $28 \times 50 =$

⑳ $34 - 22 =$

 脳チャレ！ 1年前の今日が何曜日かわりだしてみよう！

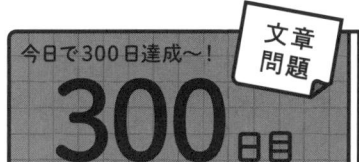
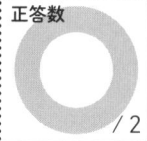
1 左のマスの英字とちがっているのは，右のマスのどの英字でしょうか。その英字を書きましょう。

さがす

C	w	y	F	G
l	e	Z	z	j
J	O	S	g	n
e	x	b	B	r
x	W	S	I	B

C	w	y	F	G
i	e	Z	z	j
J	O	S	g	n
e	x	b	B	r
x	W	S	I	B

こたえ

2 次の三角形の中の数は，ある決まりにしたがって並んでいます。「?」に入る数をこたえましょう。

パズル

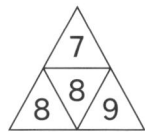
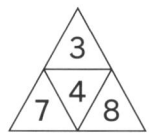
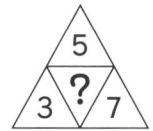

こたえ

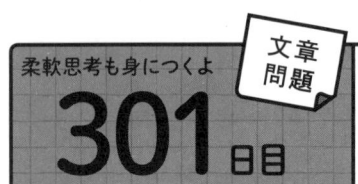

文章問題

柔軟思考も身につくよ

301 日目

正答数 /4

1 次の図形の数を数えて，表のア〜ウにあてはまる数をこたえましょう。

計 算

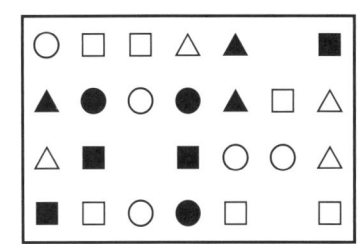

	三角形	円の形	四角形	合計
黒			ア	
白	イ			
合計				ウ

ア	イ	ウ

2 □にあてはまる図形を，ア〜エから選びましょう。

図 形

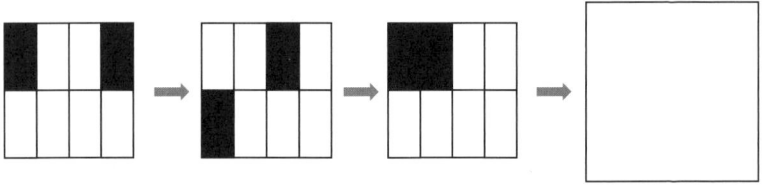

ア 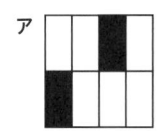　イ 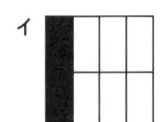　ウ 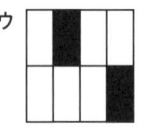　エ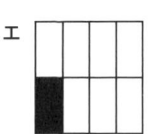

こたえ

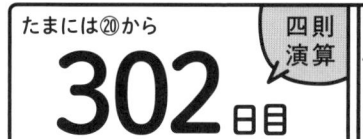

たまには⑳から

302日目

四則演算

次の計算をしましょう。

① $69 \times 7 =$

② $60 + 60 =$

③ $32 - 9 - 3 =$

④ $54 \div 2 =$

⑤ $42 \times 60 =$

⑥ $8 + 39 + 5 =$

⑦ $30 \div 6 - 1 =$

⑧ $8 \times 54 =$

⑨ $28 \times 4 - 2 =$

⑩ $7 \times 8 + 33 =$

⑪ $9 \times 4 - 27 =$

⑫ $11 \times 22 =$

⑬ $32 \div 16 =$

⑭ $74 \div 2 =$

⑮ $97 + 34 =$

⑯ $9 - 12 + 34 =$

⑰ $6 \times 6 - 33 =$

⑱ $93 - 60 =$

⑲ $32 \div 4 =$

⑳ $11 \times 63 =$

 11×49 を暗算してみよう！

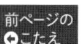 前ページの
こたえ
1　ア 4　イ 4　ウ 25
2　イ　[一方は上・下・上・下と動く。もう一方は右から左へ1マスずつ動く。]　**305**

全問正解をめざす

四則演算

303日目

学習日　　　　月　　　　日

目標 **3**分　　かかった時間　　　分

正答数　　／20

次の計算をしましょう。

① $50+51=$ 　　　　⑪ $40\times43=$

② $27\div9=$ 　　　　⑫ $28\times5-3=$

③ $40\times17=$ 　　　　⑬ $2\times6\times25=$

④ $53+19=$ 　　　　⑭ $84\div7=$

⑤ $4\times9-22=$ 　　　　⑮ $72-37=$

⑥ $54\div9=$ 　　　　⑯ $24+8\times8=$

⑦ $4\times53=$ 　　　　⑰ $56\div7=$

⑧ $90\div3=$ 　　　　⑱ $56+58=$

⑨ $91-70=$ 　　　　⑲ $40\times21=$

⑩ $65-49=$ 　　　　⑳ $7+9+39=$

 脳チャレ！

2980円の1割引きの値段をもとめよう！

前ページのこたえ
①483 ②120 ③20 ④27 ⑤2520 ⑥52 ⑦4 ⑧432 ⑨110 ⑩89 ⑪9
⑫242 ⑬2 ⑭37 ⑮131 ⑯31 ⑰3 ⑱33 ⑲8 ⑳693 脳チャレ！…539

次の□にあてはまる数,もしくは符号($+, -, \times, \div$)をこたえましょう。

① $\boxed{} + 47 = 133$

② $\boxed{} - 8 = 45$

③ $74 - \boxed{} = 68$

④ $99 \div \boxed{} = 9$

⑤ $\boxed{} \times 22 = 66$

⑥ $\boxed{} - 9 = 30$

⑦ $\boxed{} \times 8 = 760$

⑧ $\boxed{} \times 60 = 3300$

⑨ $8 \boxed{} 4 = 32$

⑩ $63 \div \boxed{} = 21$

⑪ $\boxed{} \times 11 = 484$

⑫ $93 \div \boxed{} = 31$

⑬ $35 + \boxed{} = 81$

⑭ $38 + \boxed{} = 57$

⑮ $\boxed{} - 37 = 31$

⑯ $\boxed{} \div 47 = 1$

⑰ $\boxed{} - 48 = 16$

⑱ $72 \times \boxed{} = 3600$

⑲ $\boxed{} - 4 = 8$

⑳ $\boxed{} \times 3 = 291$

 脳チャレ！ 5分で1500m進みました。時速何kmかこたえよう！

前ページの こたえ ①101 ②3 ③680 ④72 ⑤14 ⑥6 ⑦212 ⑧30 ⑨21 ⑩16 ⑪1720 ⑫137 ⑬300 ⑭12 ⑮35 ⑯88 ⑰8 ⑱114 ⑲840 ⑳55 脳チャレ！…2682円

1問1問大切に

305日目

四則演算

学習日　　　月　　　日

目標 **3**分　　かかった時間　　分

正答数　/20

次の計算をしましょう。

① $79 \times 6 =$

② $69 + 64 =$

③ $8 + 6 \times 22 =$

④ $7 + 35 + 8 =$

⑤ $94 - 13 =$

⑥ $3 \times 54 =$

⑦ $20 \times 65 =$

⑧ $75 \div 15 =$

⑨ $63 + 64 =$

⑩ $66 + 50 =$

⑪ $78 \times 11 =$

⑫ $64 - 5 =$

⑬ $64 - 51 =$

⑭ $84 \div 6 =$

⑮ $29 \times 5 - 2 =$

⑯ $38 + 3 - 5 =$

⑰ $99 + 33 =$

⑱ $6 \times 53 =$

⑲ $64 + 10 =$

⑳ $83 - 16 =$

 脳チャレ！ $\dfrac{5}{4}$ を小数でこたえよう！

次の計算をしましょう。

① $77 \times 2 =$

② $90 \div 5 =$

③ $8 + 4 + 34 =$

④ $30 \times 20 =$

⑤ $42 + 14 =$

⑥ $65 \div 5 =$

⑦ $34 \div 17 =$

⑧ $78 + 61 =$

⑨ $90 + 69 =$

⑩ $33 - 6 \times 5 =$

⑪ $24 \times 2 - 5 =$

⑫ $74 + 3 =$

⑬ $30 \times 66 =$

⑭ $99 - 57 =$

⑮ $5 \times 4 \times 10 =$

⑯ $30 - 25 =$

⑰ $29 \times 2 + 7 =$

⑱ $79 \times 3 =$

⑲ $84 \div 12 =$

⑳ $83 + 19 =$

 脳チャレ！ 今年の自分の誕生日が何曜日かわりだしてみよう！

脳の健康に気をつかおう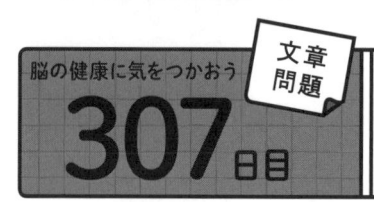

文章問題

307日目

学習日　　　月　　　日

目標 **2**分　かかった時間　　　分

正答数 / 4

1 次の漢字で書かれた数を，数字で書きなおしましょう。　計算

① 八十四億四十万六百十七

①

② 三百六十億七百万五千

②

③ 六千二百七十五億七百二十

③

2 図のように，マッチ棒を使って正六角形をつくっていきます。正六角形を6個つくるには，マッチ棒は全部で何本必要になるでしょう。　図形

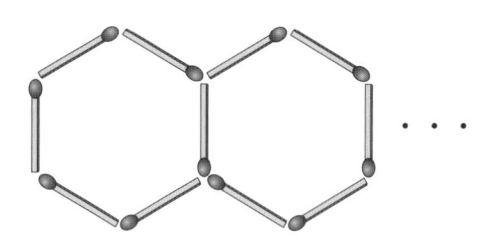 ・・・

こたえ

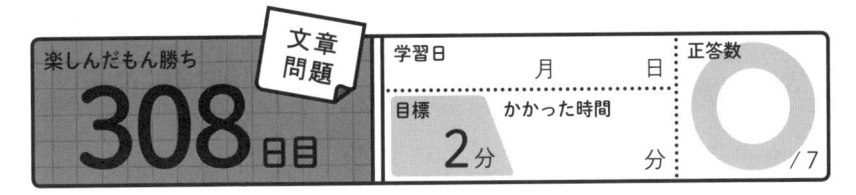

楽しんだもん勝ち

308日目

文章問題

学習日	月	日	正答数
目標 **2**分	かかった時間	分	/7

1 読書をしていました。何分たったでしょう。 計算

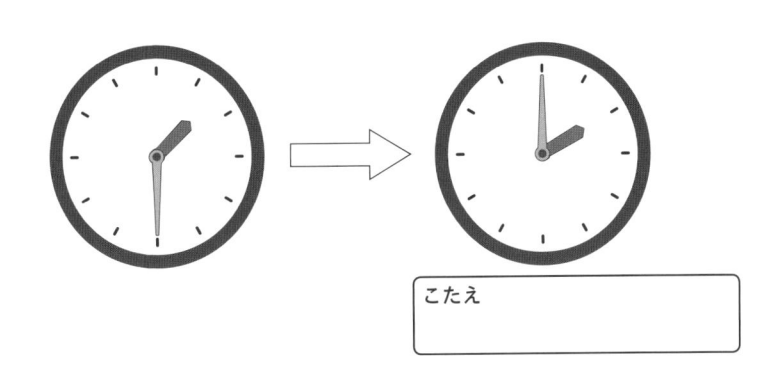

こたえ

2 となりどうしの⬡の中の数をたすと，上の⬡の中の数になります。ア～カにあてはまる数をこたえましょう。 パズル

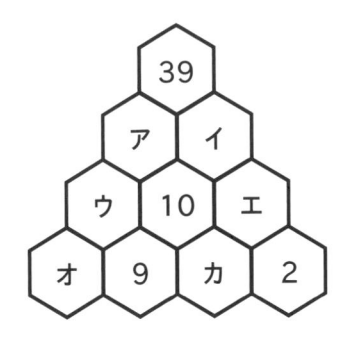

ア	イ

ウ	エ

オ	カ

前ページのこたえ
1 ① 8,400,400,617　② 36,007,005,000　③ 627,500,000,720
2 31本

311

努力の結晶がここに
309日目

四則演算

学習日　　　月　　　日

正答数

目標 **3**分　かかった時間　　分　／20

次の計算をしましょう。

① $30+73=$

② $60\div12=$

③ $46\times9=$

④ $38+7+4=$

⑤ $30\times21=$

⑥ $78\div6=$

⑦ $11\times73=$

⑧ $7-4+33=$

⑨ $26+50=$

⑩ $27\times2-6=$

⑪ $8\times50=$

⑫ $47\times8=$

⑬ $9\times15+5=$

⑭ $69\div3=$

⑮ $45+74=$

⑯ $35-0\times7=$

⑰ $9\times56=$

⑱ $35-3-9=$

⑲ $6\times7-21=$

⑳ $34\times40=$

 脳チャレ！ **11×51 を暗算してみよう！**

脳チャレもしっかり！
310日目

四則演算

| 学習日 | 月 | 日 |

目標 **3**分　かかった時間　　分

正答数　／20

次の計算をしましょう。

① $4 \times 72 =$

② $62 + 64 =$

③ $45 - 10 =$

④ $57 \times 2 =$

⑤ $61 + 11 =$

⑥ $30 - 5 - 1 =$

⑦ $86 + 71 =$

⑧ $57 \div 19 =$

⑨ $69 - 14 =$

⑩ $59 \times 11 =$

⑪ $8 + 1 + 37 =$

⑫ $92 + 27 =$

⑬ $9 \times 6 + 33 =$

⑭ $40 \times 54 =$

⑮ $87 - 21 =$

⑯ $35 - 4 \times 7 =$

⑰ $97 + 66 =$

⑱ $99 \div 1 =$

⑲ $76 + 70 =$

⑳ $40 \times 62 =$

脳チャレ！　5980円の2割引きの値段をもとめよう！

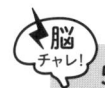前ページのこたえ　①103 ②5 ③414 ④49 ⑤630 ⑥13 ⑦803 ⑧36 ⑨76 ⑩48 ⑪400 ⑫376 ⑬140 ⑭23 ⑮119 ⑯35 ⑰504 ⑱23 ⑲21 ⑳1360　脳チャレ！…561

313

次の□にあてはまる数,もしくは符号（＋, −, ×, ÷）をこたえましょう。

① $89 + \boxed{} = 155$

② $\boxed{} \div 7 = 7$

③ $99 \times \boxed{} = 198$

④ $21 \boxed{} 7 = 3$

⑤ $74 + \boxed{} = 82$

⑥ $304 \div \boxed{} = 8$

⑦ $\boxed{} + 32 = 52$

⑧ $\boxed{} - 0 = 29$

⑨ $85 + \boxed{} = 97$

⑩ $\boxed{} \times 20 = 260$

⑪ $\boxed{} \times 61 = 183$

⑫ $\boxed{} + 64 = 123$

⑬ $84 \div \boxed{} = 12$

⑭ $57 + \boxed{} = 118$

⑮ $6 + \boxed{} = 75$

⑯ $54 \div \boxed{} = 18$

⑰ $\boxed{} \times 3 = 57$

⑱ $88 \div \boxed{} = 2$

⑲ $70 \div \boxed{} = 14$

⑳ $70 \boxed{} 70 = 0$

 脳チャレ！ **45分で30km進みました。時速何kmかこたえよう！**

もう計算が苦手なんて言わせない

312日目

四則演算

学習日　　　　月　　　　日

目標　**3**分　かかった時間　　　分

正答数　／20

次の計算をしましょう。

① $88 \times 11 =$

② $87 \div 29 =$

③ $99 + 20 =$

④ $25 \times 80 =$

⑤ $31 \times 3 + 5 =$

⑥ $64 \times 20 =$

⑦ $84 - 36 =$

⑧ $99 \div 9 =$

⑨ $68 - 31 =$

⑩ $34 \times 7 =$

⑪ $37 - 37 =$

⑫ $24 - 7 - 4 =$

⑬ $14 \times 6 + 4 =$

⑭ $25 + 8 \times 2 =$

⑮ $72 \div 4 =$

⑯ $76 + 9 =$

⑰ $3 \times 7 + 28 =$

⑱ $72 - 48 =$

⑲ $36 \times 40 =$

⑳ $19 + 6 \times 9 =$

脳チャレ！ $\frac{7}{2}$ を小数でこたえよう！

前ページの
こたえ　①66 ②49 ③2 ④÷ ⑤8 ⑥38 ⑦20 ⑧29 ⑨12 ⑩13 ⑪3 ⑫59 ⑬7
⑭61 ⑮69 ⑯3 ⑰19 ⑱44 ⑲5 ⑳− 脳チャレ！…時速 40km

315

次の計算をしましょう。

① $50 \times 54 =$

② $88 \div 4 =$

③ $52 - 21 =$

④ $2 \times 9 + 32 =$

⑤ $48 \div 6 =$

⑥ $54 \div 3 =$

⑦ $75 - 74 =$

⑧ $36 + 4 \times 4 =$

⑨ $7 \times 68 =$

⑩ $30 - 3 - 9 =$

⑪ $10 + 65 =$

⑫ $81 \times 30 =$

⑬ $72 \div 6 =$

⑭ $97 - 42 =$

⑮ $2 + 24 \times 8 =$

⑯ $49 - 48 =$

⑰ $85 \div 5 =$

⑱ $73 - 24 =$

⑲ $79 \times 4 =$

⑳ $39 + 7 \times 8 =$

脳チャレ！　計算問題を5題、自作してみよう！

前ページのこたえ
①968 ②3 ③119 ④2000 ⑤98 ⑥1280 ⑦48 ⑧11 ⑨37 ⑩238 ⑪0
⑫13 ⑬88 ⑭41 ⑮18 ⑯85 ⑰49 ⑱24 ⑲1440 ⑳73　脳チャレ！…3.5

いちばん軽いものはどれでしょう。　計算

こたえ

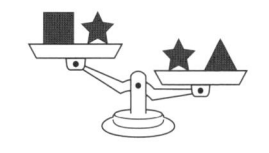 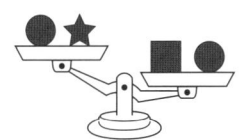 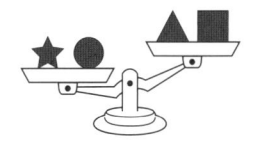

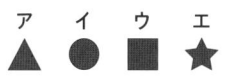

ア　イ　ウ　エ
▲　●　■　★

次のようなつり合いの関係があるとき，どれ
をのせるとつり合うでしょう。　計算

こたえ

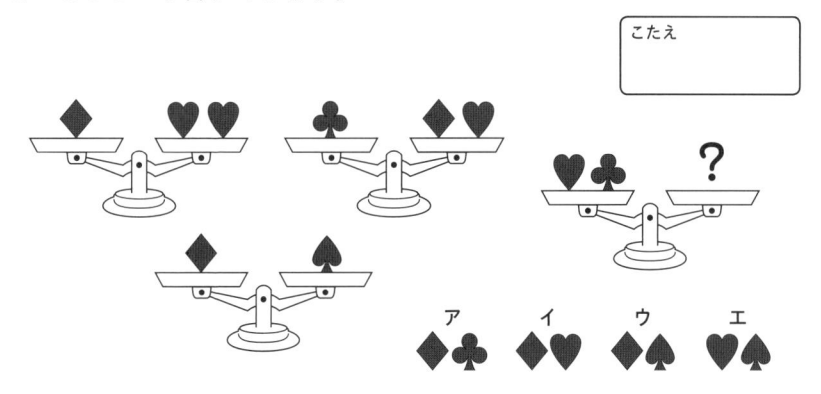

ア　　イ　　ウ　　エ
◆♣　◆♥　◆♠　♥♠

今日も明日も明後日も

四則演算

316日目

学習日　　　月　　　日

正答数

目標　　かかった時間

3分　　　　　分

/ 20

次の計算をしましょう。

① $57 \div 19 =$

② $30 - 2 - 3 =$

③ $90 \div 6 =$

④ $87 - 63 =$

⑤ $51 + 65 =$

⑥ $34 \div 17 =$

⑦ $83 \times 7 =$

⑧ $59 - 48 =$

⑨ $21 - 5 - 5 =$

⑩ $31 - 6 \times 2 =$

⑪ $81 + 52 =$

⑫ $55 \times 40 =$

⑬ $26 \times 3 + 8 =$

⑭ $6 \times 66 =$

⑮ $4 \times 8 - 5 =$

⑯ $5 + 25 \times 3 =$

⑰ $94 + 50 =$

⑱ $9 \times 53 =$

⑲ $92 \times 11 =$

⑳ $25 \div 5 =$

脳チャレ！　「計算問題」の画数を全部たしてみよう！

次の計算をしましょう。

① $84 - 33 =$

② $57 \times 30 =$

③ $60 \div 2 =$

④ $95 \div 5 =$

⑤ $1 - 7 + 30 =$

⑥ $55 + 28 =$

⑦ $84 \div 7 =$

⑧ $54 + 59 =$

⑨ $8 \times 8 - 35 =$

⑩ $60 \div 15 =$

⑪ $76 - 5 =$

⑫ $60 \times 41 =$

⑬ $80 + 19 =$

⑭ $12 \div 6 + 6 =$

⑮ $86 - 66 =$

⑯ $28 \times 5 - 7 =$

⑰ $39 \times 11 =$

⑱ $96 \times 7 =$

⑲ $48 \times 20 =$

⑳ $6 \times 9 - 22 =$

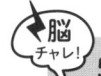 脳チャレ！ **5割引きの値段が1600円でした。定価をもとめよう！**

家族・友人にもすすめよう　穴埋め

318日目

学習日　　　月　　　日

目標　かかった時間

3分　　　　　分

正答数

／20

次の□にあてはまる数,もしくは符号（＋, −, ×, ÷）をこたえましょう。

① $\boxed{} \div 60 = 8$

② $16 + \boxed{} = 44$

③ $\boxed{} \div 25 = 5$

④ $63 - \boxed{} = 46$

⑤ $34 - \boxed{} = 22$

⑥ $\boxed{} + 17 = 76$

⑦ $3 \boxed{} 3 = 1$

⑧ $\boxed{} + 62 = 68$

⑨ $74 \div \boxed{} = 37$

⑩ $\boxed{} \times 6 = 162$

⑪ $\boxed{} + 7 = 75$

⑫ $74 \div \boxed{} = 37$

⑬ $90 \div \boxed{} = 15$

⑭ $\boxed{} - 0 = 3$

⑮ $\boxed{} \div 42 = 4$

⑯ $36 \boxed{} 9 = 4$

⑰ $\boxed{} \times 51 = 204$

⑱ $33 + \boxed{} = 88$

⑲ $91 \times \boxed{} = 1820$

⑳ $67 + \boxed{} = 118$

 脳チャレ！

21 から 23 までの数を全部たしてみよう！

前ページの
●こたえ
①51 ②1710 ③30 ④19 ⑤24 ⑥83 ⑦12 ⑧113 ⑨29 ⑩4 ⑪71 ⑫2460
⑬99 ⑭8 ⑮20 ⑯133 ⑰429 ⑱672 ⑲960 ⑳32　脳チャレ！…3200 円

次の計算をしましょう。

① 57 − 48 =

② 31 − 5 − 8 =

③ 72 − 52 =

④ 84 ÷ 3 =

⑤ 2 + 6 × 23 =

⑥ 72 + 42 =

⑦ 11 × 73 =

⑧ 59 − 39 =

⑨ 64 + 63 =

⑩ 7 × 4 + 25 =

⑪ 85 × 5 =

⑫ 63 − 57 =

⑬ 75 − 3 =

⑭ 43 + 59 =

⑮ 54 ÷ 18 =

⑯ 66 + 70 =

⑰ 45 ÷ 5 =

⑱ 54 + 28 =

⑲ 35 + 5 × 9 =

⑳ 6 × 73 =

 脳チャレ！ **2003 年は平成何年かこたえよう！**

前ページの こたえ ①480 ②28 ③125 ④17 ⑤12 ⑥59 ⑦÷ ⑧6 ⑨2 ⑩27 ⑪68 ⑫2 ⑬6
⑭3 ⑮168 ⑯÷ ⑰4 ⑱55 ⑲20 ⑳51 脳チャレ！…66

321

もっと速く解けるはず

四則演算

320日目

学習日　　　　月　　　日

目標 **2**分　かかった時間　　分

正答数　　/20

次の計算をしましょう。

① $51 \div 17 =$

② $95 \times 4 =$

③ $36 \div 4 =$

④ $9 \times 69 =$

⑤ $24 + 68 =$

⑥ $7 \times 9 - 35 =$

⑦ $32 \div 8 =$

⑧ $56 - 11 =$

⑨ $72 \times 6 =$

⑩ $82 \times 7 =$

⑪ $31 + 69 =$

⑫ $78 + 56 =$

⑬ $76 - 10 =$

⑭ $97 + 8 =$

⑮ $38 - 5 - 7 =$

⑯ $18 \times 3 + 8 =$

⑰ $11 \times 67 =$

⑱ $54 \div 9 =$

⑲ $68 \div 17 =$

⑳ $92 + 6 =$

脳チャレ！ 自分が小学4年生のとき西暦で何年かこたえよう！

前ページのこたえ
①9 ②18 ③20 ④28 ⑤140 ⑥114 ⑦803 ⑧20 ⑨127 ⑩53 ⑪425 ⑫6 ⑬72 ⑭102 ⑮3 ⑯136 ⑰9 ⑱82 ⑲80 ⑳438　脳チャレ！…平成15年

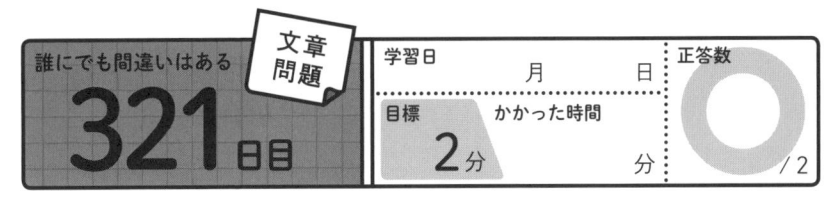

誰にでも間違いはある

文章問題

321日目

学習日　　　月　　　日

目標 2分　かかった時間　　分

正答数　　/2

1 次のカードの中から5枚選んで,「30000」にもっとも近い数をつくりましょう。

| 6 | 4 | 3 | 0 | 8 | 5 | 3 |

| 9 | 2 | 4 | 1 | 0 | 8 | 5 |

2 1つだけ他とちがう図形がまぎれています。さがして,A-1のように記号でこたえましょう。

	1	2	3	4	5	6
A						
B						
C						
D						

こたえ

前ページのこたえ ①3 ②380 ③9 ④621 ⑤92 ⑥28 ⑦4 ⑧45 ⑨432 ⑩574 ⑪100 ⑫134 ⑬66 ⑭105 ⑮26 ⑯62 ⑰737 ⑱6 ⑲4 ⑳98

323

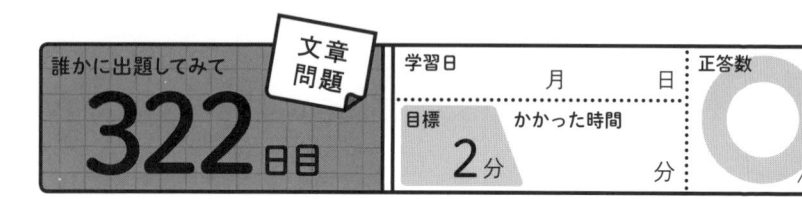

誰かに出題してみて

文章問題

322日目

学習日　　　　月　　　　日

目標 **2**分　かかった時間　　　分

正答数　／3

1 図のように，マッチ棒を使って正六角形をつくっていきます。マッチ棒が全部で 78 本あるとき，最多で正六角形を何個つくれるでしょう。

図形

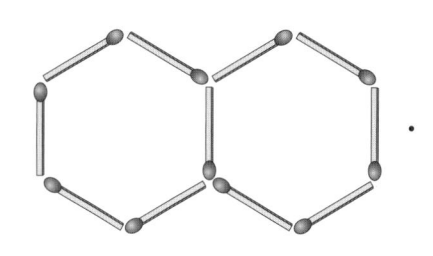 . . .

こたえ

2 次のルールにしたがって，あいているマスに数を入れます。ア，イに入る数をこたえましょう。

パズル

《ルール》 (1) 太い枠の4マスに，1，2，3，4が必ず1つずつ入る。
　　　　　 (2) 縦1列，横1行に，1，2，3，4が必ず1つずつ入る。

ア		1	3
1		4	2
3			
	4		イ

ア

イ

外で解くのもまた一興

四則演算

323日目

学習日	月	日

目標 **3**分　かかった時間　分

正答数 / 20

次の計算をしましょう。

① $90 \div 15 =$

② $70 - 43 =$

③ $45 - 38 =$

④ $63 \div 9 =$

⑤ $78 \div 6 =$

⑥ $39 + 6 \times 8 =$

⑦ $16 + 49 =$

⑧ $57 + 36 =$

⑨ $69 - 9 =$

⑩ $70 \times 70 =$

⑪ $4 \times 27 - 8 =$

⑫ $7 \times 32 =$

⑬ $6 \times 58 =$

⑭ $12 + 33 =$

⑮ $96 \div 8 =$

⑯ $21 \times 2 - 4 =$

⑰ $60 \div 4 =$

⑱ $99 - 15 =$

⑲ $72 + 56 =$

⑳ $34 - 4 - 3 =$

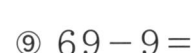 脳チャレ！ 11×52 を暗算してみよう！

ここいちばんの集中！

324日目

四則演算

学習日　　　　月　　　　日

目標　かかった時間

3分　　　　　　　分

正答数

／20

次の計算をしましょう。

① $66 - 38 =$

② $61 + 15 =$

③ $3 + 2 \times 29 =$

④ $73 \times 30 =$

⑤ $85 \times 11 =$

⑥ $9 + 37 + 5 =$

⑦ $67 + 58 =$

⑧ $62 \div 2 =$

⑨ $4 \times 65 =$

⑩ $48 - 31 =$

⑪ $3 \times 8 + 34 =$

⑫ $21 \times 40 =$

⑬ $44 \div 22 =$

⑭ $85 \times 30 =$

⑮ $8 + 6 \times 29 =$

⑯ $61 \times 8 =$

⑰ $69 - 28 =$

⑱ $12 \div 6 =$

⑲ $4 \times 63 =$

⑳ $93 - 46 =$

脳チャレ！ 2割引きの値段が800円でした。定価をもとめよう！

前ページの
こたえ

①6 ②27 ③7 ④7 ⑤13 ⑥87 ⑦65 ⑧93 ⑨60 ⑩4900 ⑪100 ⑫224
⑬348 ⑭45 ⑮12 ⑯38 ⑰15 ⑱84 ⑲128 ⑳27　脳チャレ！…572

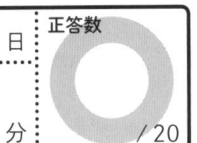

たかが3分、されど3分　穴埋め
325日目

学習日　　　月　　　日
目標　かかった時間
3分　　　　分
正答数　／20

次の□にあてはまる数,もしくは符号（+, −, ×, ÷）をこたえましょう。

① □ − 46 = 48

② □ × 9 = 531

③ 18 ÷ □ = 3

④ □ + 2 = 30

⑤ 41 − □ = 37

⑥ 40 × □ = 2480

⑦ □ + 18 = 21

⑧ 51 ÷ □ = 17

⑨ □ ÷ 2 = 33

⑩ □ × 75 = 300

⑪ 5 □ 5 = 10

⑫ 7 − □ = 6

⑬ 70 + □ = 138

⑭ □ × 8 = 384

⑮ 46 □ 22 = 68

⑯ 31 − □ = 6

⑰ 41 × □ = 287

⑱ □ × 3 = 138

⑲ 58 ÷ □ = 29

⑳ □ − 4 = 67

脳チャレ！ 23 から 25 までの数を全部たしてみよう！

①28 ②76 ③61 ④2190 ⑤935 ⑥51 ⑦125 ⑧31 ⑨260 ⑩17 ⑪58 ⑫840
⑬2 ⑭2550 ⑮182 ⑯488 ⑰41 ⑱2 ⑲252 ⑳47　脳チャレ！…1000円　**327**

次の計算をしましょう。

① $9 \times 6 - 38 =$

② $94 + 9 =$

③ $93 - 68 =$

④ $48 \div 8 =$

⑤ $84 \times 4 =$

⑥ $11 \times 66 =$

⑦ $8 \times 5 \times 8 =$

⑧ $54 \div 6 =$

⑨ $4 + 4 \times 24 =$

⑩ $6 \times 58 =$

⑪ $65 + 37 =$

⑫ $88 - 72 =$

⑬ $21 - 2 \times 2 =$

⑭ $97 - 33 =$

⑮ $96 \div 6 =$

⑯ $29 + 4 \times 2 =$

⑰ $37 - 0 =$

⑱ $89 \times 7 =$

⑲ $5 \times 9 + 33 =$

⑳ $90 \times 59 =$

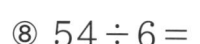 脳チャレ！ 平成7年は西暦で何年かこたえよう！

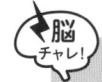 前ページの こたえ

328

①94 ②59 ③6 ④28 ⑤4 ⑥62 ⑦3 ⑧3 ⑨66 ⑩4 ⑪＋ ⑫1 ⑬68 ⑭48 ⑮＋ ⑯25 ⑰7 ⑱46 ⑲2 ⑳71 脳チャレ！…72

次の計算をしましょう。

① $99+50=$

② $7\times66=$

③ $50\times60=$

④ $49+36=$

⑤ $87\div29=$

⑥ $70-12=$

⑦ $19+38=$

⑧ $58-33=$

⑨ $26\times6+4=$

⑩ $78\div13=$

⑪ $97+60=$

⑫ $4\times6+31=$

⑬ $51\times20=$

⑭ $90\div18=$

⑮ $7\times7\times7=$

⑯ $52-19=$

⑰ $75\div5=$

⑱ $65-32=$

⑲ $35+6\times4=$

⑳ $93\div3=$

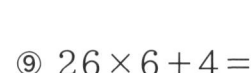 自分が高校3年生のとき西暦で何年かもとめよう！

 前ページのこたえ ①16 ②103 ③25 ④6 ⑤336 ⑥726 ⑦320 ⑧9 ⑨100 ⑩348 ⑪102 ⑫16 ⑬17 ⑭64 ⑮16 ⑯37 ⑰37 ⑱623 ⑲78 ⑳5310 脳チャレ！…1995年

329

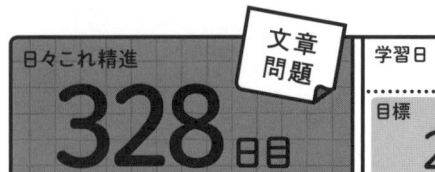

日々これ精進

328日目

文章問題

| 学習日 | 月 | 日 |

| 目標 2分 | かかった時間 分 |

正答数 / 2

---

1 次の漢字のうち，その意味と位置が合っているものは，いくつあるでしょう。

 さがす

左　右　石
右　石　右
右　　石 右 左 左
右　石 右
右　左 石

こたえ

---

2 ア〜オのうち，組み立てて立方体になるものは，どれでしょう。

図形

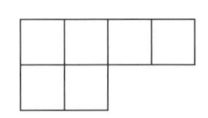
ア

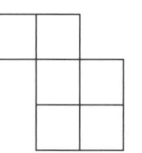
イ

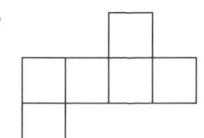
ウ

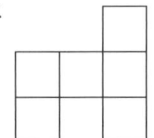
エ

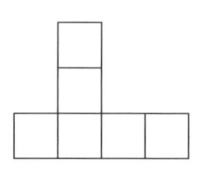
オ

こたえ

前ページの
●こたえ
①149 ②462 ③3000 ④85 ⑤3 ⑥58 ⑦57 ⑧25 ⑨160 ⑩6 ⑪157
⑫55 ⑬1020 ⑭5 ⑮343 ⑯33 ⑰15 ⑱33 ⑲59 ⑳31

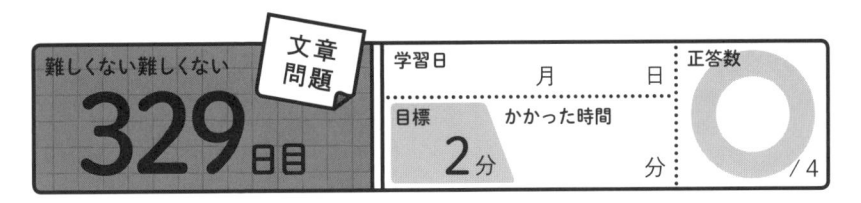

難しくない難しくない

329日目

文章問題

学習日　　　月　　　日

目標 **2**分　かかった時間　　　分

正答数　／4

---

1 次の数を（　）内の位で四捨五入しましょう。　**計算**

① 15076 （十の位）

①

② 83999 （千の位）

②

③ 707000 （千の位）

③

---

2 ア～エの中から2種類の商品を買ったら，下の所持金でちょうど買うことができました。どれとどれを買ったでしょう。　**計算**

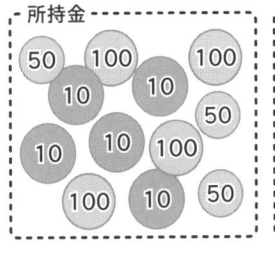

所持金

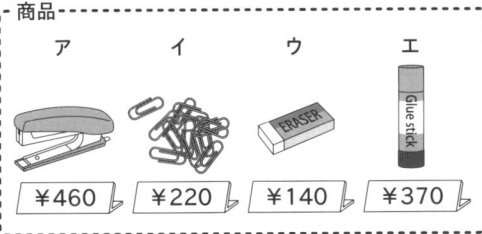

商品

ア　　イ　　ウ　　エ

¥460　¥220　¥140　¥370

こたえ

[　　　] と [　　　]

前ページの こたえ　1 4つ　1 ウ

次の計算をしましょう。

① 41−22=

② 48÷12=

③ 82+53=

④ 38−2−9=

⑤ 11×28=

⑥ 6+5×27=

⑦ 82−10=

⑧ 54÷6=

⑨ 20×45=

⑩ 4+28÷4=

⑪ 99÷1=

⑫ 9×35=

⑬ 84+3=

⑭ 87+72=

⑮ 48÷6=

⑯ 41+67=

⑰ 51÷17=

⑱ 4×17−6=

⑲ 74−45=

⑳ 61×40=

脳チャレ！ 11×53を暗算してみよう！

前ページのこたえ

1 ① 15100 ② 80000 ③ 710000　　2 アとウ

脳もすっかり健康に

331日目

四則演算

学習日　　　月　　　日

目標 3分　　かかった時間　　分

正答数　／20

次の計算をしましょう。

① $81 \div 27 =$

② $11 \times 64 =$

③ $8 \times 25 - 7 =$

④ $90 + 35 =$

⑤ $6 + 9 + 36 =$

⑥ $72 \div 2 =$

⑦ $95 - 32 =$

⑧ $7 \times 72 =$

⑨ $66 - 51 =$

⑩ $3 \times 24 - 6 =$

⑪ $7 \times 53 =$

⑫ $45 + 41 =$

⑬ $90 \times 15 =$

⑭ $7 \times 5 - 32 =$

⑮ $63 \div 9 =$

⑯ $8 + 42 =$

⑰ $56 \div 7 =$

⑱ $86 \times 7 =$

⑲ $56 \times 4 =$

⑳ $65 + 45 =$

脳チャレ！ 3割引きの値段が1400円でした。定価をもとめよう！

前ページの こたえ　①19 ②4 ③135 ④27 ⑤308 ⑥141 ⑦72 ⑧9 ⑨900 ⑩11 ⑪99 ⑫315 ⑬87 ⑭159 ⑮8 ⑯108 ⑰3 ⑱62 ⑲29 ⑳2440　脳チャレ！…583

333

次の□にあてはまる数, もしくは符号（+, −, ×, ÷）をこたえましょう。

① $\boxed{} - 30 = 49$

② $\boxed{} \times 2 = 56$

③ $90 + \boxed{} = 175$

④ $7 \boxed{} 2 = 14$

⑤ $\boxed{} \times 31 = 217$

⑥ $51 \div \boxed{} = 17$

⑦ $71 \times \boxed{} = 3550$

⑧ $\boxed{} + 25 = 99$

⑨ $77 \div \boxed{} = 1$

⑩ $\boxed{} + 65 = 91$

⑪ $\boxed{} \div 23 = 7$

⑫ $6 \boxed{} 2 = 4$

⑬ $54 \div \boxed{} = 6$

⑭ $\boxed{} + 86 = 163$

⑮ $65 \times \boxed{} = 585$

⑯ $\boxed{} \times 42 = 462$

⑰ $\boxed{} + 88 = 110$

⑱ $79 \times \boxed{} = 0$

⑲ $\boxed{} - 59 = 33$

⑳ $\boxed{} + 91 = 101$

 脳チャレ！

25 から 27 までの数を全部たしてみよう！

前ページの ●こたえ … ①3 ②704 ③193 ④125 ⑤51 ⑥36 ⑦63 ⑧504 ⑨15 ⑩66 ⑪371 ⑫86 ⑬1350 ⑭3 ⑮7 ⑯50 ⑰8 ⑱602 ⑲224 ⑳110　脳チャレ！…2000 円

次の計算をしましょう。

① $26 \times 50 =$

② $64 \div 8 + 8 =$

③ $7 \times 69 =$

④ $91 - 42 =$

⑤ $84 \div 4 =$

⑥ $88 + 23 =$

⑦ $65 + 6 + 3 =$

⑧ $9 \times 65 =$

⑨ $78 - 35 =$

⑩ $94 + 63 =$

⑪ $77 \times 8 =$

⑫ $51 - 47 =$

⑬ $23 + 58 =$

⑭ $44 \div 11 =$

⑮ $6 + 59 + 6 =$

⑯ $56 \div 14 =$

⑰ $96 \times 50 =$

⑱ $60 \div 3 + 7 =$

⑲ $95 - 24 =$

⑳ $21 \times 4 + 6 =$

 脳チャレ！

2010 年は平成何年かこたえよう！

 前ページの こたえ
①79 ②28 ③85 ④× ⑤7 ⑥3 ⑦50 ⑧74 ⑨77 ⑩26 ⑪161 ⑫− ⑬9
⑭77 ⑮9 ⑯11 ⑰22 ⑱0 ⑲92 ⑳10　脳チャレ！…78

335

次の計算をしましょう。

① $71-14=$

② $64÷2+6=$

③ $96÷6=$

④ $39+6+8=$

⑤ $5+75÷5=$

⑥ $70-18=$

⑦ $88×1+9=$

⑧ $87-37=$

⑨ $8×48=$

⑩ $23+59=$

⑪ $43-3×4=$

⑫ $1+9×26=$

⑬ $4-4+66=$

⑭ $16÷4+4=$

⑮ $87+39=$

⑯ $45×3-7=$

⑰ $86×11=$

⑱ $25+27=$

⑲ $63-44=$

⑳ $97×9=$

 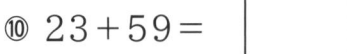 脳チャレ！ 自分が中学2年生のとき西暦で何年かもとめよう！

336

前ページのこたえ
①1300 ②16 ③483 ④49 ⑤21 ⑥111 ⑦74 ⑧585 ⑨43 ⑩157 ⑪616
⑫4 ⑬81 ⑭4 ⑮71 ⑯4 ⑰4800 ⑱27 ⑲71 ⑳90　脳チャレ！…平成22年

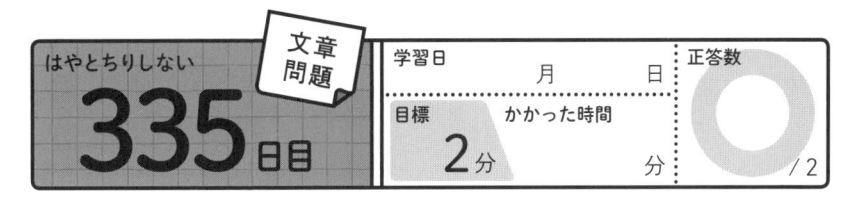

はやとちりしない **335**日目

文章問題

学習日　　　月　　　日
目標 **2**分　かかった時間　　　分
正答数　　　/2

1 同じ個数のくだものは，ア〜カのうち，どれとどれでしょう。 さがす

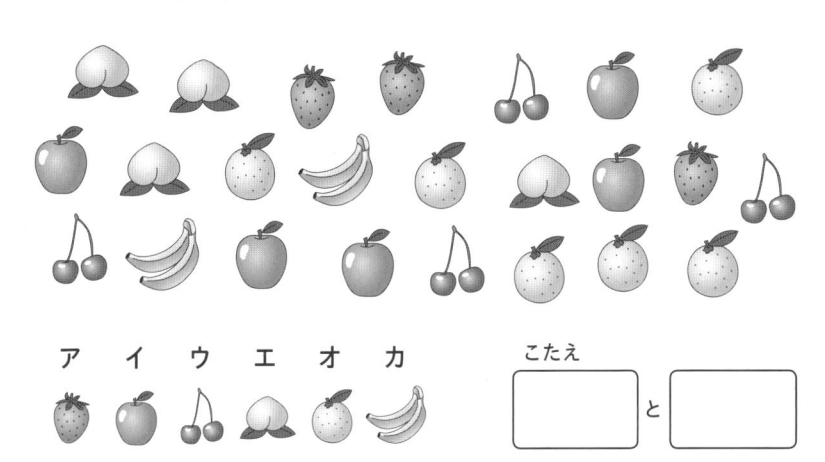

ア　イ　ウ　エ　オ　カ

こたえ　[　　]と[　　]

2 次の図形を白黒反転させるとどうなりますか。記号でこたえましょう。 図形

こたえ　[　　　]

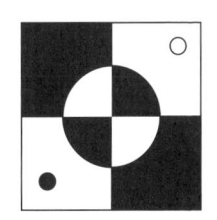

ア　イ　ウ　エ

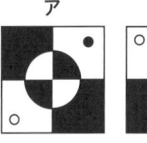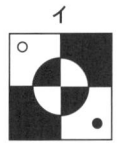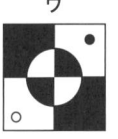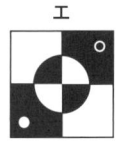

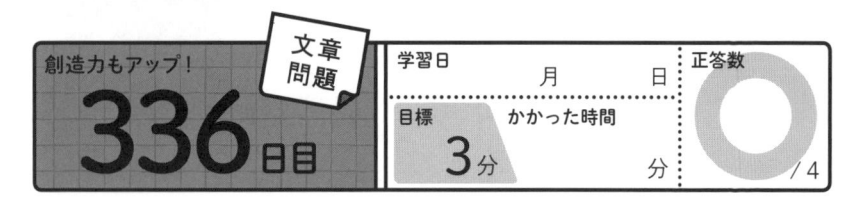

創造力もアップ！

文章問題

336日目

学習日　　　月　　　日

目標 **3**分　かかった時間　　　分

正答数　／4

1 次の問題にこたえましょう。

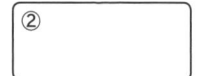　計 算

① ある日の最高気温は，前日よりも6℃低い23℃でした。前日の最高気温は何℃ですか。

①

② 1台20分で300m² を耕せるトラクターがあります。このトラクター4台で10分間に耕せる面積は何 m² ですか。

②

2 次の三角形の中の数は，ある決まりにしたがって並んでいます。「？」に入る数をこたえましょう。

パズル

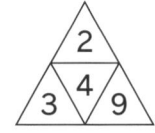 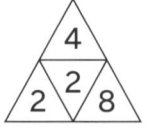 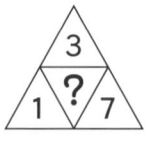

こたえ

3 図のように，マッチ棒を使って正三角形をつくっていきます。マッチ棒が全部で26本あるとき，最多で正三角形を何個つくれるでしょう。

図 形

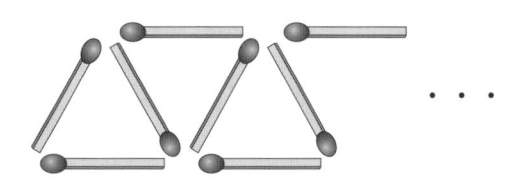　・・・

こたえ

まだまだ現役

337日目

四則演算

学習日　　　月　　　日

目標　かかった時間

3分　　　分

正答数　/ 20

次の計算をしましょう。

① $41 \times 3 + 7 =$

② $6 + 44 \div 2 =$

③ $3 \times 59 =$

④ $2 + 64 + 6 =$

⑤ $6 \times 20 - 3 =$

⑥ $36 \div 3 =$

⑦ $4 + 39 \div 3 =$

⑧ $55 \times 4 + 2 =$

⑨ $57 - 5 - 8 =$

⑩ $90 \div 3 - 3 =$

⑪ $60 \times 6 \times 2 =$

⑫ $43 - 9 =$

⑬ $56 \div 7 + 1 =$

⑭ $4 \times 34 - 4 =$

⑮ $87 - 14 =$

⑯ $70 \times 26 =$

⑰ $66 - 4 - 8 =$

⑱ $5 + 45 \times 2 =$

⑲ $69 - 33 =$

⑳ $90 \div 5 + 4 =$

脳チャレ! **11×54 を暗算してみよう！**

前ページのこたえ　① 29℃　② 600m²　② 3　[7−(3+1)=3]　③ 12 個

339

いよいよ佳境に

四則演算

338日目

学習日　　　月　　　日

目標 **3**分　かかった時間　　　分

正答数　　/20

次の計算をしましょう。

① $8 + 32 \div 2 =$

② $78 \times 8 =$

③ $90 + 3 \times 7 =$

④ $30 \div 2 - 1 =$

⑤ $7 + 70 \times 5 =$

⑥ $2 \times 49 - 9 =$

⑦ $78 - 72 =$

⑧ $83 \times 11 =$

⑨ $88 - 32 =$

⑩ $98 \times 60 =$

⑪ $3 + 57 \div 3 =$

⑫ $17 \times 6 - 4 =$

⑬ $11 \times 39 =$

⑭ $97 + 36 =$

⑮ $88 - 69 =$

⑯ $67 \times 20 =$

⑰ $38 \times 5 - 2 =$

⑱ $77 \div 7 + 4 =$

⑲ $2 \times 51 + 9 =$

⑳ $91 \div 13 =$

 脳チャレ！ 2割引きの値段が1800円でした。定価をもとめよう！

次の□にあてはまる数, もしくは符号 (+, −, ×, ÷) をこたえましょう。

① $54 - \boxed{} = 47$

② $56 \div \boxed{} = 14$

③ $\boxed{} \div 12 = 11$

④ $22 + \boxed{} = 26$

⑤ $\boxed{} \div 68 = 5$

⑥ $\boxed{} \times 94 = 658$

⑦ $98 \div \boxed{} = 14$

⑧ $88 \boxed{} 1 = 87$

⑨ $\boxed{} + 63 = 91$

⑩ $1 \times \boxed{} = 60$

⑪ $99 + \boxed{} = 185$

⑫ $\boxed{} - 21 = 76$

⑬ $66 + \boxed{} = 129$

⑭ $\boxed{} - 67 = 10$

⑮ $37 + \boxed{} = 66$

⑯ $82 - \boxed{} = 62$

⑰ $\boxed{} \div 4 = 12$

⑱ $78 - \boxed{} = 1$

⑲ $51 + \boxed{} = 97$

⑳ $76 - \boxed{} = 58$

 脳チャレ！ 27 から 29 までの数を全部たしてみよう！

前ページのこたえ ①24 ②624 ③111 ④14 ⑤357 ⑥89 ⑦6 ⑧913 ⑨56 ⑩5880 ⑪22 ⑫98 ⑬429 ⑭133 ⑮19 ⑯1340 ⑰188 ⑱15 ⑲111 ⑳7　脳チャレ！…2250円

次の計算をしましょう。

① $76-9-8=$ 　　　⑪ $39-2+7=$

② $99\div3+8=$ 　　⑫ $5+95\div5=$

③ $6+74\div2=$ 　　⑬ $60-4-8=$

④ $49+4+9=$ 　　⑭ $91-43=$

⑤ $99\times4=$ 　　　⑮ $59\times11=$

⑥ $5+44-8=$ 　　⑯ $4+36\div2=$

⑦ $95-62=$ 　　　⑰ $32+68=$

⑧ $1+89\times4=$ 　⑱ $4\times65-5=$

⑨ $65+74=$ 　　　⑲ $78\div6=$

⑩ $83-64=$ 　　　⑳ $95\times20=$

 脳チャレ！ **昭和55年は西暦で何年かこたえよう！**

前ページのこたえ

342
①7 ②4 ③132 ④4 ⑤340 ⑥7 ⑦7 ⑧- ⑨28 ⑩60 ⑪86 ⑫97 ⑬63
⑭77 ⑮29 ⑯20 ⑰48 ⑱77 ⑲46 ⑳18　脳チャレ！…84

一心不乱に
四則演算
341日目

学習日　　月　　日
目標 **2**分　かかった時間　　分
正答数　／20

次の計算をしましょう。

① $58 \div 58 =$

② $9 + 11 \times 4 =$

③ $4 \times 37 + 3 =$

④ $55 + 1 - 8 =$

⑤ $68 \div 17 =$

⑥ $65 - 51 =$

⑦ $85 \div 1 + 4 =$

⑧ $70 - 4 \div 2 =$

⑨ $84 \div 2 + 2 =$

⑩ $48 \times 30 =$

⑪ $40 - 3 - 3 =$

⑫ $4 + 16 \times 7 =$

⑬ $46 + 55 =$

⑭ $6 + 44 \div 2 =$

⑮ $6 + 71 + 6 =$

⑯ $96 + 2 \div 2 =$

⑰ $35 - 2 + 4 =$

⑱ $27 \div 3 + 6 =$

⑲ $3 + 41 - 8 =$

⑳ $49 \times 11 =$

脳チャレ！ **自分が 20 歳のとき西暦で何年かもとめよう！**

とことん楽しもう！
342日目
文章問題

学習日　　　月　　　日
目標 2分　　かかった時間　　　分
正答数　　／3

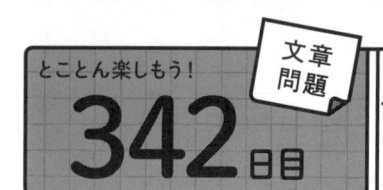

1 左のマスの英字とちがっているのは，右のマスのどの英字でしょうか。その英字を書きましょう。

x	k	z	B	V
j	V	u	Z	R
V	K	Q	f	M
B	B	J	l	l
s	l	V	o	z

x	k	z	B	V
i	V	u	Z	R
V	K	Q	f	M
B	B	J	l	l
s	l	V	o	z

こたえ

2 縦・横・斜めの数をたすと 15 になるように，1〜9までの数を1つずつ入れます。ア，イに入る数をこたえましょう。

8		ア
イ	5	
	9	2

ア

イ

前ページのこたえ
①1 ②53 ③151 ④48 ⑤4 ⑥14 ⑦89 ⑧68 ⑨44 ⑩1440 ⑪34 ⑫116 ⑬101 ⑭28 ⑮83 ⑯97 ⑰37 ⑱15 ⑲36 ⑳539

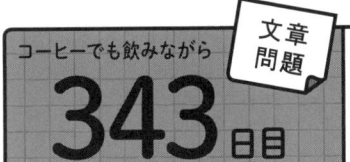

1 次の図形の数を数えて，表のア〜ウにあてはまる数をこたえましょう。 **計算**

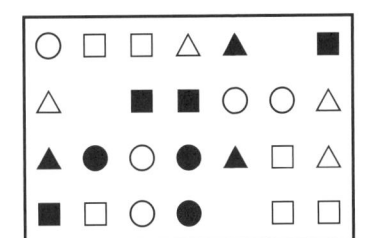

	三角形	円の形	四角形	合計
黒	ア			
白		イ		
合計			ウ	

ア	イ	ウ

2 □にあてはまる図形を，ア〜エから選びましょう。 **図形**

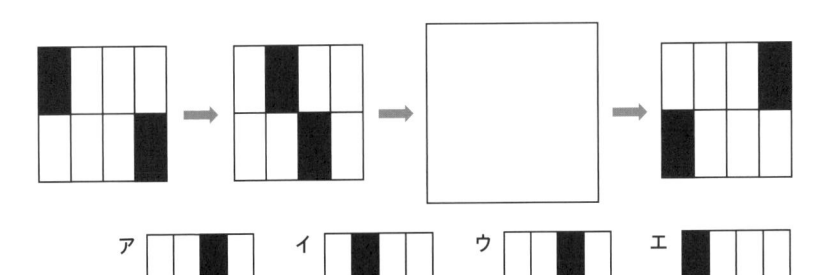

こたえ

前ページの こたえ **1** i **2** ア6 イ3

345

次の計算をしましょう。

① $36 \div 9 - 3 =$

② $5 + 55 \times 7 =$

③ $60 \times 45 =$

④ $11 - 6 + 5 =$

⑤ $40 \times 42 =$

⑥ $8 + 72 \div 8 =$

⑦ $12 \times 3 + 1 =$

⑧ $72 + 32 =$

⑨ $43 \times 9 + 1 =$

⑩ $5 \times 14 + 6 =$

⑪ $90 \times 44 =$

⑫ $51 + 33 =$

⑬ $50 \div 5 =$

⑭ $6 + 64 \div 2 =$

⑮ $84 \times 20 =$

⑯ $4 + 56 \div 4 =$

⑰ $56 \times 70 =$

⑱ $85 + 5 - 4 =$

⑲ $82 - 47 =$

⑳ $81 \times 2 \times 2 =$

 脳チャレ！ **11×55 を暗算してみよう！**

なんのこれしき！

345日目

四則演算

学習日　　　月　　　日

目標　かかった時間

3分　　　分

正答数

/20

次の計算をしましょう。

① $33 \times 40 =$

② $4 + 74 + 4 =$

③ $57 + 63 =$

④ $9 + 21 \div 7 =$

⑤ $3 + 7 \times 24 =$

⑥ $2 + 48 \div 4 =$

⑦ $19 + 42 =$

⑧ $78 \div 6 - 5 =$

⑨ $48 \times 3 + 7 =$

⑩ $30 \times 52 =$

⑪ $37 + 56 =$

⑫ $66 \div 3 - 1 =$

⑬ $2 + 98 \div 2 =$

⑭ $18 \times 2 + 8 =$

⑮ $66 + 72 =$

⑯ $41 - 24 =$

⑰ $56 \div 2 =$

⑱ $42 \div 3 + 3 =$

⑲ $34 \times 50 =$

⑳ $62 + 51 =$

 脳チャレ！

4割引きの値段が2400円でした。定価をもとめよう！

次の□にあてはまる数,もしくは符号（＋, −, ×, ÷）をこたえましょう。

① $60 \times \boxed{} = 4080$

② $\boxed{} + 80 = 140$

③ $\boxed{} \times 90 = 4950$

④ $\boxed{} \div 9 = 11$

⑤ $62 - \boxed{} = 4$

⑥ $64 - \boxed{} = 58$

⑦ $2 \boxed{} 2 = 1$

⑧ $24 - \boxed{} = 15$

⑨ $82 + \boxed{} = 159$

⑩ $\boxed{} + 83 = 141$

⑪ $\boxed{} \div 7 = 18$

⑫ $\boxed{} \times 11 = 517$

⑬ $65 + \boxed{} = 112$

⑭ $96 - \boxed{} = 63$

⑮ $3 + \boxed{} = 50$

⑯ $\boxed{} + 51 = 86$

⑰ $\boxed{} \div 2 = 47$

⑱ $\boxed{} \div 22 = 7$

⑲ $8 \boxed{} 4 = 4$

⑳ $\boxed{} - 3 = 38$

脳チャレ! **29 から 31 までの数を全部たしてみよう！**

348

前ページのこたえ　①1320 ②82 ③120 ④12 ⑤171 ⑥14 ⑦61 ⑧8 ⑨151 ⑩1560 ⑪93 ⑫21 ⑬51 ⑭44 ⑮138 ⑯17 ⑰28 ⑱17 ⑲1700 ⑳113　脳チャレ!…4000 円

残りあと20日ほど！

347日目

四則演算

学習日　　　月　　　日

正答数

目標 **3**分　　かかった時間　　分　　　/20

次の計算をしましょう。

① $85 \div 5 =$

② $3 \times 37 \times 2 =$

③ $32 + 8 \times 9 =$

④ $56 \div 7 =$

⑤ $7 \times 27 + 3 =$

⑥ $75 + 2 - 8 =$

⑦ $40 \times 52 =$

⑧ $52 \div 13 =$

⑨ $11 + 63 =$

⑩ $9 + 81 \div 3 =$

⑪ $96 + 74 =$

⑫ $89 + 9 + 3 =$

⑬ $98 \div 7 - 5 =$

⑭ $63 \div 7 =$

⑮ $5 \times 5 \times 8 =$

⑯ $6 \times 62 - 2 =$

⑰ $10 \times 2 \times 5 =$

⑱ $63 - 1 \times 8 =$

⑲ $65 \times 7 + 3 =$

⑳ $99 - 9 \times 9 =$

脳チャレ！ 1968年は昭和何年かこたえよう！

前ページの
こたえ
①68 ②60 ③55 ④99 ⑤58 ⑥6 ⑦÷ ⑧9 ⑨77 ⑩58 ⑪126 ⑫47 ⑬47
⑭33 ⑮47 ⑯35 ⑰94 ⑱154 ⑲－ ⑳41　脳チャレ！…90

349

次の計算をしましょう。

① $28 \div 4 + 3 =$

② $1 + 99 \times 2 =$

③ $3 + 30 \div 3 =$

④ $6 + 44 \times 7 =$

⑤ $80 - 4 - 9 =$

⑥ $35 \div 7 - 2 =$

⑦ $91 - 10 =$

⑧ $54 - 46 =$

⑨ $90 \div 5 =$

⑩ $2 \times 49 \times 3 =$

⑪ $20 + 8 \times 7 =$

⑫ $92 + 35 =$

⑬ $5 + 55 \div 5 =$

⑭ $30 \times 49 =$

⑮ $11 \times 58 =$

⑯ $70 \times 3 + 7 =$

⑰ $5 \times 38 \times 4 =$

⑱ $60 \times 42 =$

⑲ $57 - 2 \times 8 =$

⑳ $45 \times 9 \times 2 =$

脳チャレ！ P317 のような天秤の問題をそれぞれ1題ずつ、自作してみよう！

前ページの
こたえ
①17 ②222 ③104 ④8 ⑤192 ⑥69 ⑦2080 ⑧4 ⑨74 ⑩36 ⑪170 ⑫101
⑬9 ⑭9 ⑮200 ⑯370 ⑰100 ⑱55 ⑲458 ⑳18　脳チャレ！…昭和43年

下の立体を「正面」から見たら，どのように見え
ますか。ア～エから選びましょう。

図 形

こたえ

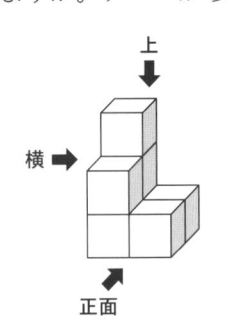

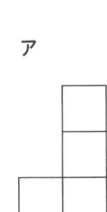 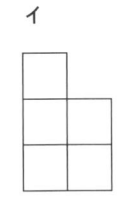 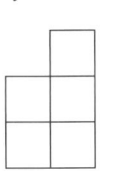 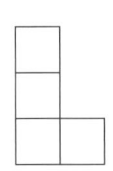

ア　　　　　イ　　　　　ウ　　　　　エ

ある立体を，上，正面，横から見ると，次のよう
に見えます。この立体は，ア～エのどれでしょう。

図 形

こたえ

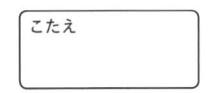

上　　　　　　正面　　　　　　横

ア　　　　　　イ　　　　　　ウ　　　　　　エ

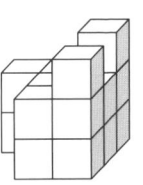 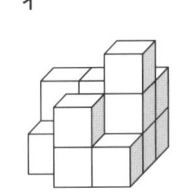 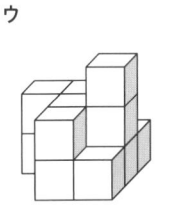 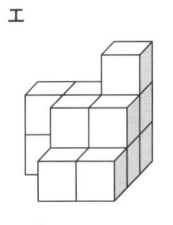

ラストスパート！

四則
演算

351日目

学習日　　　月　　　日

目標　　かかった時間
3分　　　　　分

正答数

/20

次の計算をしましょう。

① $30 \times 71 =$ ⬚

② $56 + 4 \times 6 =$ ⬚

③ $73 - 25 =$ ⬚

④ $81 - 1 \times 8 =$ ⬚

⑤ $35 \times 6 =$ ⬚

⑥ $63 \div 9 - 2 =$ ⬚

⑦ $70 \div 5 + 2 =$ ⬚

⑧ $6 + 74 \times 5 =$ ⬚

⑨ $44 \times 7 =$ ⬚

⑩ $60 + 48 =$ ⬚

⑪ $5 + 45 - 8 =$ ⬚

⑫ $13 \times 2 \times 4 =$ ⬚

⑬ $49 \div 7 =$ ⬚

⑭ $74 - 69 =$ ⬚

⑮ $6 \times 41 + 9 =$ ⬚

⑯ $6 \times 70 =$ ⬚

⑰ $38 \times 8 + 2 =$ ⬚

⑱ $29 + 1 \times 9 =$ ⬚

⑲ $79 + 59 =$ ⬚

⑳ $27 \times 5 =$ ⬚

脳
チャレ！
「四則演算」の画数を全部たしてみよう！

1問1問クリアしていく
352日目

四則演算

学習日　　　月　　　日

目標 **3**分　かかった時間　　分

正答数　/20

次の計算をしましょう。

① $58 - 33 =$

② $2 + 48 \times 6 =$

③ $2 \times 25 - 5 =$

④ $69 + 46 =$

⑤ $9 \times 7 - 47 =$

⑥ $98 + 2 \times 6 =$

⑦ $50 \times 68 =$

⑧ $7 \times 80 \times 2 =$

⑨ $50 - 41 =$

⑩ $84 \div 21 =$

⑪ $37 + 46 =$

⑫ $40 \div 4 + 1 =$

⑬ $7 \times 67 + 3 =$

⑭ $84 \div 7 =$

⑮ $23 + 29 =$

⑯ $67 - 26 =$

⑰ $52 \times 20 =$

⑱ $96 \div 2 + 6 =$

⑲ $4 \times 60 \times 8 =$

⑳ $87 + 53 =$

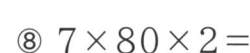 30から4ずつひいてみよう！（こたえは声に出して）

 前ページのこたえ　①2130 ②80 ③48 ④73 ⑤210 ⑥5 ⑦16 ⑧376 ⑨308 ⑩108 ⑪42 ⑫104 ⑬7 ⑭5 ⑮255 ⑯420 ⑰306 ⑱38 ⑲138 ⑳135　脳チャレ！…42画

353

次の□にあてはまる数，もしくは符号（＋，－，×，÷）をこたえましょう。

① $\boxed{} - 73 = 2$

② $\boxed{} + 68 = 72$

③ $\boxed{} + 19 = 45$

④ $72 \div \boxed{} = 18$

⑤ $24 + \boxed{} = 95$

⑥ $\boxed{} + 65 = 137$

⑦ $69 \boxed{} 3 = 66$

⑧ $\boxed{} + 19 = 45$

⑨ $89 - \boxed{} = 70$

⑩ $86 \times \boxed{} = 1720$

⑪ $\boxed{} - 71 = 19$

⑫ $\boxed{} + 96 = 116$

⑬ $39 \times \boxed{} = 429$

⑭ $62 \times \boxed{} = 434$

⑮ $\boxed{} + 99 = 155$

⑯ $\boxed{} - 52 = 44$

⑰ $\boxed{} - 15 = 63$

⑱ $\boxed{} - 26 = 25$

⑲ $78 - \boxed{} = 62$

⑳ $\boxed{} - 79 = 19$

 脳チャレ！ **31 から 33 までの数を全部たしてみよう！**

前ページの こたえ
①25 ②290 ③45 ④115 ⑤16 ⑥110 ⑦3400 ⑧1120 ⑨9 ⑩4 ⑪83 ⑫11 ⑬472
⑭12 ⑮52 ⑯41 ⑰1040 ⑱54 ⑲1920 ⑳140　脳チャレ！…26, 22, 18, 14, 10, 6, 2

次の計算をしましょう。

① $6 \times 22 + 8 =$ ⬜

② $50 - 43 =$ ⬜

③ $82 + 37 =$ ⬜

④ $11 \times 67 =$ ⬜

⑤ $15 \times 70 =$ ⬜

⑥ $90 \div 2 + 7 =$ ⬜

⑦ $10 + 70 =$ ⬜

⑧ $40 \times 69 =$ ⬜

⑨ $65 \div 5 - 5 =$ ⬜

⑩ $90 \times 34 =$ ⬜

⑪ $3 + 68 - 2 =$ ⬜

⑫ $7 \times 6 + 24 =$ ⬜

⑬ $4 + 66 \div 2 =$ ⬜

⑭ $86 - 20 =$ ⬜

⑮ $3 \times 64 - 4 =$ ⬜

⑯ $3 + 47 \times 5 =$ ⬜

⑰ $42 \div 14 =$ ⬜

⑱ $2 \times 2 \times 80 =$ ⬜

⑲ $2 + 50 - 8 =$ ⬜

⑳ $46 + 61 =$ ⬜

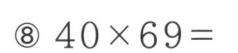 脳チャレ！ **平成元年は西暦で何年かこたえよう！**

355

次の計算をしましょう。

① $33 + 7 \times 3 =$

② $42 \times 40 =$

③ $0 + 31 - 1 =$

④ $69 - 9 \div 3 =$

⑤ $80 \div 5 - 3 =$

⑥ $1 + 79 \times 5 =$

⑦ $97 + 12 =$

⑧ $40 + 71 =$

⑨ $52 - 2 \times 8 =$

⑩ $44 + 72 =$

⑪ $2 + 68 \div 4 =$

⑫ $91 + 9 \div 9 =$

⑬ $3 + 37 \times 3 =$

⑭ $30 \times 54 =$

⑮ $7 \times 9 + 21 =$

⑯ $42 + 60 =$

⑰ $75 - 5 \div 5 =$

⑱ $6 \times 53 =$

⑲ $72 + 65 =$

⑳ $52 \div 4 + 9 =$

 今日の起床時間が何時何分だったか思い出そう！

前ページの
こたえ
①140 ②7 ③119 ④737 ⑤1050 ⑥52 ⑦80 ⑧2760 ⑨8 ⑩3060 ⑪69
⑫66 ⑬37 ⑭66 ⑮188 ⑯238 ⑰3 ⑱320 ⑲44 ⑳107　脳チャレ！…1989年

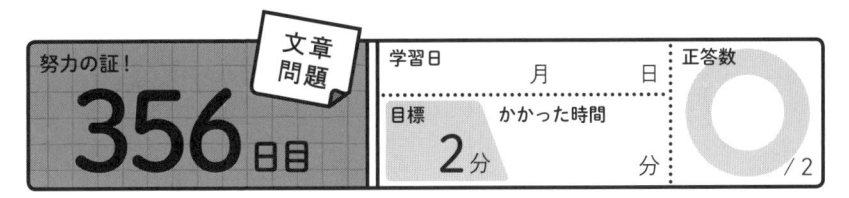

努力の証！
356日目

文章問題

学習日　　　月　　　日
目標 **2**分　かかった時間　　　分
正答数　／2

---

1 次のカードの中から5枚選んで，「30000」にもっとも近い数をつくりましょう。

| 6 | 4 | 7 | 0 | 9 | 5 | 3 |

| 9 | 2 | 4 | 1 | 1 | 8 | 5 |

こたえ

---

2 左のマスの英字とちがっているのは，右のマスのどの英字でしょうか。その英字を書きましょう。

D	Y	t	t	M
K	S	C	O	j
C	N	G	v	R
X	A	l	d	a
T	f	C	g	J

D	Y	t	t	M
K	S	C	O	j
C	N	G	v	R
Y	A	l	d	a
T	f	C	g	J

こたえ

前ページの
●こたえ
①54 ②1680 ③30 ④66 ⑤13 ⑥396 ⑦109 ⑧111 ⑨36 ⑩116 ⑪19
⑫92 ⑬114 ⑭1620 ⑮84 ⑯102 ⑰74 ⑱318 ⑲137 ⑳22

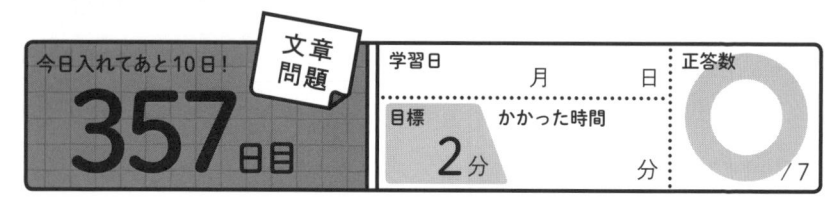

1 1つだけ他とちがう図形がまぎれています。
さがして，A－1のように記号でこたえましょう。

	1	2	3	4	5	6
A						
B						
C						
D						

こたえ

2 となりどうしの ⬡ の中の数をたすと，上の
⬡ の中の数になります。ア〜カにあてはまる数をこたえましょう。

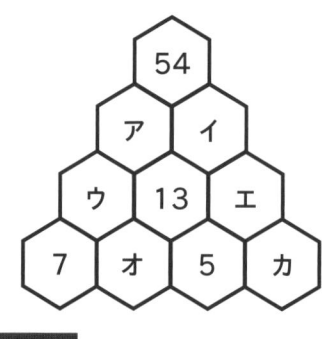

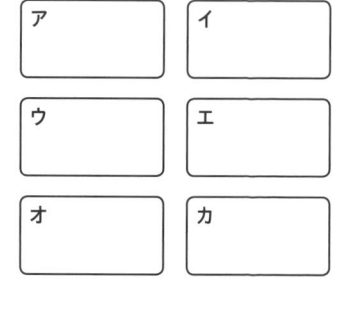

ア	イ
ウ	エ
オ	カ

もう計算の達人ですね

四則演算

358日目

学習日　　　月　　　日

目標 **3**分　かかった時間　　分

正答数 ○ / 20

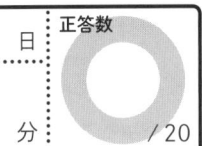

次の計算をしましょう。

① $53 + 73 =$

② $64 \div 8 =$

③ $42 - 2 \times 7 =$

④ $3 \times 41 + 9 =$

⑤ $72 \div 6 + 6 =$

⑥ $3 + 87 \div 3 =$

⑦ $70 \times 13 =$

⑧ $64 - 4 \div 2 =$

⑨ $6 + 54 \div 3 =$

⑩ $81 - 57 =$

⑪ $46 - 6 \times 2 =$

⑫ $67 - 35 =$

⑬ $9 + 46 + 8 =$

⑭ $86 - 52 =$

⑮ $47 + 3 \times 5 =$

⑯ $66 + 66 =$

⑰ $66 \times 11 =$

⑱ $95 + 60 =$

⑲ $46 - 6 \times 3 =$

⑳ $48 \times 11 =$

 脳チャレ！ 11×56 を暗算してみよう！

次の計算をしましょう。

① $85 \div 5 - 5 =$

② $60 - 6 - 6 =$

③ $62 + 8 \div 2 =$

④ $87 \times 11 =$

⑤ $3 + 87 \div 3 =$

⑥ $19 - 9 \div 3 =$

⑦ $59 - 45 =$

⑧ $90 \times 61 =$

⑨ $71 + 9 \times 3 =$

⑩ $96 \div 4 - 3 =$

⑪ $42 \times 30 =$

⑫ $3 + 64 - 9 =$

⑬ $46 + 49 =$

⑭ $95 + 40 =$

⑮ $74 + 6 \times 6 =$

⑯ $30 \times 85 =$

⑰ $72 \div 9 =$

⑱ $59 + 1 \times 9 =$

⑲ $6 + 34 \div 2 =$

⑳ $79 \times 11 =$

脳チャレ！ 50から8ずつひいてみよう！（こたえは声に出して）

前ページのこたえ ①126 ②8 ③28 ④132 ⑤18 ⑥32 ⑦910 ⑧62 ⑨24 ⑩24 ⑪34 ⑫32 ⑬63 ⑭34 ⑮62 ⑯132 ⑰726 ⑱155 ⑲28 ⑳528 　脳チャレ！…616

次の□にあてはまる数, もしくは符号（＋, －, ×, ÷）をこたえましょう。

① $\boxed{} \times 11 = 968$

② $63 + \boxed{} = 104$

③ $93 \div \boxed{} = 31$

④ $\boxed{} + 87 = 131$

⑤ $86 - \boxed{} = 22$

⑥ $50 \times \boxed{} = 4100$

⑦ $\boxed{} - 41 = 57$

⑧ $\boxed{} + 64 = 160$

⑨ $36 \times \boxed{} = 2880$

⑩ $\boxed{} \times 58 = 232$

⑪ $62 + \boxed{} = 136$

⑫ $\boxed{} \times 57 = 399$

⑬ $\boxed{} + 85 = 151$

⑭ $58 + \boxed{} = 136$

⑮ $74 \times \boxed{} = 444$

⑯ $\boxed{} + 29 = 116$

⑰ $\boxed{} \times 60 = 3960$

⑱ $77 + \boxed{} = 153$

⑲ $\boxed{} \div 16 = 9$

⑳ $90 \times \boxed{} = 7200$

 脳チャレ！ **33 から 35 までの数を全部たしてみよう！**

終わりが見えてきました
四則演算
361日目

学習日　　　　月　　　　日
目標 **3**分　かかった時間　　分
正答数　／20

次の計算をしましょう。

① $47+37=$

② $6\times7+83=$

③ $40\times15=$

④ $81+62=$

⑤ $3\times68\times3=$

⑥ $79+1\times0=$

⑦ $3+47\times3=$

⑧ $68-8\times7=$

⑨ $53+73=$

⑩ $50\times19=$

⑪ $4+56\div4=$

⑫ $0\times62\times3=$

⑬ $88+2\times7=$

⑭ $2+48\div2=$

⑮ $90\times56=$

⑯ $63-54=$

⑰ $85+5\times7=$

⑱ $72+8\div4=$

⑲ $93\div31=$

⑳ $96+72=$

 脳チャレ！

1986年は昭和何年かこたえよう！

前ページのこたえ
①88 ②41 ③3 ④44 ⑤64 ⑥82 ⑦98 ⑧96 ⑨80 ⑩4 ⑪74 ⑫7 ⑬66
⑭78 ⑮6 ⑯87 ⑰66 ⑱76 ⑲144 ⑳80　脳チャレ！…102

次の計算をしましょう。

① $59 \times 20 =$

② $92 + 8 \times 5 =$

③ $72 \div 12 =$

④ $80 \times 61 =$

⑤ $9 \times 9 \times 9 =$

⑥ $45 - 5 \times 0 =$

⑦ $5 + 66 - 2 =$

⑧ $40 \times 28 =$

⑨ $3 \times 59 + 1 =$

⑩ $4 \times 37 - 7 =$

⑪ $84 - 49 =$

⑫ $5 + 85 \times 3 =$

⑬ $54 \div 6 + 2 =$

⑭ $20 \times 74 =$

⑮ $78 - 1 =$

⑯ $59 + 55 =$

⑰ $97 - 13 =$

⑱ $37 + 54 =$

⑲ $81 + 34 =$

⑳ $4 \times 88 + 2 =$

 脳チャレ！

5文字限定で1人しりとり10語に挑戦しよう！

前ページのこたえ ①84 ②125 ③600 ④143 ⑤612 ⑥79 ⑦144 ⑧12 ⑨126 ⑩950 ⑪18 ⑫0 ⑬102 ⑭26 ⑮5040 ⑯9 ⑰120 ⑱74 ⑲3 ⑳168 脳チャレ！…昭和61年

363

1 次の□にあてはまる数,もしくは符号(+, −, ×, ÷)をこたえましょう。

① $27 + 37 = \boxed{}$

⑥ $15 - 4 - 3 = \boxed{}$

② $\boxed{} \div 2 = 6$

⑦ $\boxed{} + 20 = 117$

③ $51 \div 3 = \boxed{}$

⑧ $62 + 9 = \boxed{}$

④ $5 \times 11 - 9 = \boxed{}$

⑨ $17 \boxed{} 2 = 19$

⑤ $28 + 3 \times 8 = \boxed{}$

⑩ $37 \times 8 = \boxed{}$

2 となりどうしの◯の中の数をたすと, 上の◯の中の数になります。ア〜カにあてはまる数をこたえましょう。

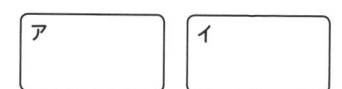

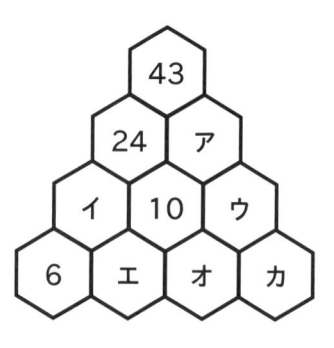

ア	イ

ウ	エ

オ	カ

前ページの
こたえ
①1180 ②132 ③6 ④4880 ⑤729 ⑥45 ⑦69 ⑧1120 ⑨178 ⑩141
⑪35 ⑫260 ⑬11 ⑭1480 ⑮77 ⑯114 ⑰84 ⑱91 ⑲115 ⑳354

学習日	月 日	正答数
目標 **2分**	かかった時間 分	◯ /11

1 次の□にあてはまる数,もしくは符号(+, −, ×, ÷)をこたえましょう。

① $45 - 26 = \boxed{}$

② $76 - 9 - 8 = \boxed{}$

③ $7 \times 48 = \boxed{}$

④ $39 - \boxed{} = 13$

⑤ $45 \div \boxed{} = 3$

⑥ $90 \div 18 = \boxed{}$

⑦ $46 - 38 = \boxed{}$

⑧ $32 \times 4 = \boxed{}$

⑨ $49 \times \boxed{} = 490$

⑩ $2 \times 2 \times 2 = \boxed{}$

2 いちばん少ないくだものは,ア～カのうち,どれでしょう。

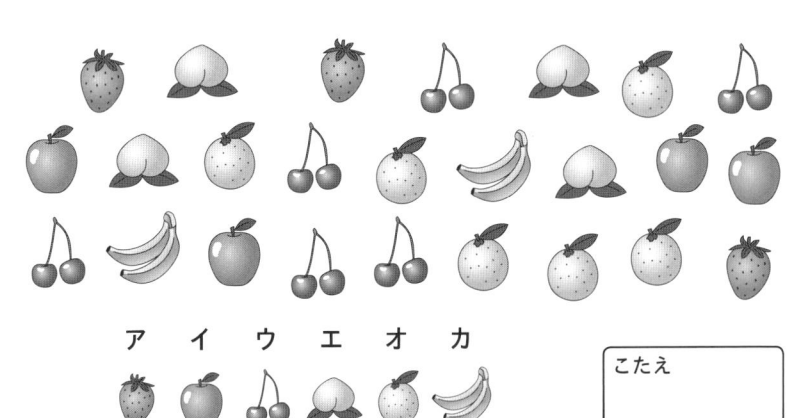

ア　イ　ウ　エ　オ　カ

こたえ ☐

1 次の□にあてはまる数, もしくは符号(+, −, ×, ÷)をこたえましょう。

① □ − 37 = 31

⑥ 67 + 17 = □

② 15 ÷ 3 + 6 = □

⑦ 96 ÷ 4 − 3 = □

③ 49 + 42 = □

⑧ 63 − 46 = □

④ 27 × □ = 81

⑨ 16 □ 8 = 8

⑤ 54 ÷ 18 = □

⑩ 7 × 4 − 21 = □

2 次のルールにしたがって, あいているマスに数 を入れます。ア, イに入る数をこたえましょう。

パズル

《ルール》 (1) 太い枠の4マスに, 1, 2, 3, 4が必ず1つずつ入る。
(2) 縦1列, 横1行に, 1, 2, 3, 4が必ず1つずつ入る。

2	1		3
3	4		
ア			1
	イ	2	

ア

イ

前ページの
こたえ

1 ①19 ②59 ③336 ④26 ⑤15 ⑥5 ⑦8 ⑧128 ⑨10 ⑩8
2 カ

1 次の□にあてはまる数,もしくは符号(+, −, ×, ÷)をこたえましょう。

① $99 \div 33 =$ ⬜　　⑥ $48 + 32 =$ ⬜

② ⬜ $\div 13 = 6$　　⑦ ⬜ $\div 5 = 19$

③ $64 - 45 =$ ⬜　　⑧ $56 - 19 =$ ⬜

④ $15 + 5 \times 3 =$ ⬜　　⑨ $54 \div$ ⬜ $= 27$

⑤ $6 \times 19 =$ ⬜　　⑩ $46 - 34 =$ ⬜

2 ある立体を, 上, 正面, 横から見ると, 次の
ように見えます。この立体は, ア〜エのどれ
でしょう。

図 形

上	正面	横	こたえ
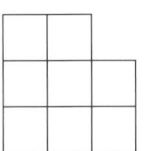	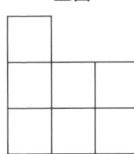	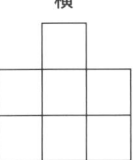	

ア 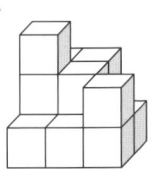　　イ 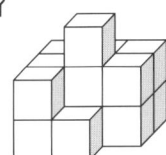　　ウ 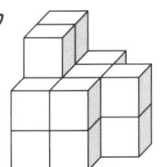　　エ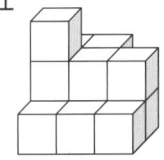

前ページの
●こたえ
1 ①68 ②11 ③91 ④3 ⑤3 ⑥84 ⑦21 ⑧17 ⑨− ⑩7
2 ア 4 イ 3

●監修者紹介

篠原 菊紀

［しのはら きくのり］
公立諏訪東京理科大学工学部情報応用工学科教授。
人システム研究所長。
専門は脳科学、応用健康科学。遊ぶ、運動する、学習するといった日常の場面における脳活動を調べている。ドーパミン神経系の特徴を利用し遊技機のもたらす快感を量的に計測したり、ギャンブル障害・ゲーム障害の実態調査や予防・ケア、脳トレーニング、AI（人工知能）研究など、ヒトの脳のメカニズムを探求する。

●デザイン ─── 有限会社ワンダフル（古賀亜矢子）
●DTP・
　本文イラスト── M－CRAFT株式会社（水鳥智弘）
●執筆協力 ─── 株式会社エディット　笠原裕夫
●編集協力 ─── 株式会社エディット

1日3分でもの忘れ予防
毎日脳トレ！ 計算ドリル366日

2016年1月15日発行　第1版
2025年2月20日発行　第1版　第13刷

●監修者 ─── 篠原 菊紀
●発行者 ─── 若松 和紀
●発行所 ─── 株式会社西東社
　〒113-0034 東京都文京区湯島 2-3-13
　電話　03-5800-3120（代）
　URL　https://www.seitosha.co.jp/

ISBN978-4-7916-2423-2